Chaitow · Entspannung und Meditation

W0234379

Natürliche Methoden
zur Bekämpfung von Streß

Leon Chaitow

ENTSPANNUNGS-
UND
MEDITATIONS-
TECHNIKEN

Pietsch Verlag Stuttgart

Einbandgestaltung: Siegfried Horn

Copyright © 1983 by Leon Chaitow.
Die englische Ausgabe ist erschienen bei Thorsons Publishers Ltd., Wellingborough, Northamptonshire,
unter dem Titel »Relaxation and Meditation Techniques«.

Die Übertragung ins Deutsche besorgte
Hermann Leifeld.

ISBN 3-613-50004-3

1. Auflage 1984.
Copyright © by Pietsch Verlag, Postfach 1370, 7000 Stuttgart 1.
Eine Abteilung des Buch- und Verlagshauses Paul Pietsch GmbH & Co. KG.
Sämtliche Rechte der Verbreitung in deutscher Sprache – in jeglicher Form und Technik – sind vorbehalten.
Satz und Druck: Schwabenverlag AG, 7302 Ostfildern 1.
Bindung: Großbuchbinderei E. Riethmüller, 7000 Stuttgart 1.
Printed in Germany.

Inhalt

Dank und Anerkennung

Im Text beziehe ich mich auf zahlreiche Forscher und Autoren, auf deren Arbeiten die Abschnitte über die Streßbehandlung beruhen. All diesen Leuten möchte ich meinen Dank aussprechen. Besonderen Dank schulde ich dem verstorbenen Bagnell Goodwin, der mein Interesse an der vorbeugenden Streßbehandlung und ihrer Bedeutung weckte, als ich zwischen 1956 und 1960 am British College of Naturopathy and Osteopathy studierte.

Einleitung

Ziel dieses Buches ist es, eine Reihe von Methoden aufzuzeigen, deren Anwendung Sie in die Lage versetzt, besser mit Streß fertigzuwerden. Wir müssen uns daher mit dem Streß als solchem beschäftigen, der ja in einer Vielzahl von Formen und Abstufungen auftritt. Sobald wir die Natur des Streß in ihrer Vielfältigkeit und auch ihre möglichen Auswirkungen im Hinblick auf Krankheit und gestörte Körperfunktionen verstehen, wird die Bedeutung dieser Methoden augenscheinlich.

Uhren wurden früher als »wasserdicht« bezeichnet. Das hat man mittlerweile in »wasserfest« geändert. Wenn die Uhrenhersteller den Grad der Wasserfestigkeit angeben, müssen sie natürlich die Art der Gefahr sowie die Eigenschaften und Gütemerkmale der Uhr hinreichend berücksichtigen. Dazu gehören Überlegungen hinsichtlich der bei Wasser möglichen Variationen (Salzwasser, Süßwasser, säurehaltig, alkalisch usw.) wie auch hinsichtlich des Materials und Designs der Uhr. Schließlich wird dann eine Garantie gegeben, daß die Uhr bis zu einer bestimmten Tiefe (30 m, 50 m usw.) wasserfest ist. Armbanduhren sehen sich noch anderen Gefahren gegenüber, wie beispielsweise Stoß, starke Hitze, Kälte, Magnetfelder usw. In gleicher Weise sieht sich der Mensch mit einer Reihe von Streßfaktoren konfrontiert, und es ist nicht möglich, jemanden absolut streßunempfindlich zu machen. Man kann aber die Widerstandsfähigkeit gegen Streß stärken, wobei – wie im Falle der Uhr – einerseits die Streßfaktoren und all ihre Variablen und andererseits das gefährdete Instrument, nämlich die Maschine Mensch, berücksichtigt werden müssen. Das Ziel besteht daher nicht darin, den Streß zu beseitigen, sondern ihn, wo möglich, zu modifizieren und angemessene Reaktionen hervorzurufen.

Gesundheit und Krankheit sind das Ergebnis der komplexen Wechselbeziehungen zwischen dem einmaligen Individuum und den Herausforderungen und Belastungen durch seine bestimmte interne und externe Umwelt. Streß kann ein selbsterzeugtes Phänomen sein (z. B. Zorn, Furcht) oder durch äußere Einflüsse (z. B. Gefährdung des Arbeitsplatzes, Eheschwierigkeiten usw.) hervorgerufen werden. Häufiger aber zeigt sich der Streß als eine Mischung von internen und externen Faktoren. Geisteshaltung, Glauben, Verhaltensweise, Persönlichkeitsmerkmale und tiefwurzelnde Denkgewohnheiten – all das kann teilweise verantwortlich sein, und deshalb werden mehrere Wege zur Untersuchung und Änderung dieser Faktoren erörtert. Die Bedeutung von richtiger Ernährung, ausreichender Körperertüchtigung und Ruhe wie auch solcher Faktoren wie einer ausreichenden Menge an Licht des gesamten Spektrums (Tageslicht) wird in dem Maße behandelt, in dem diese Dinge für die Streßverringerung und für unser Ziel, den Körper gegen Streß zu wappnen, relevant sind. Diese Bereiche sind wichtig, doch das Hauptanliegen dieses Buches ist es zu zeigen, daß sich gegen Streß in jeglicher Form Barrieren errichten lassen und daß sich aus der regelmäßigen Anwendung der hier beschriebenen Methoden große Vorteile für Gesundheit und Wohlergehen ziehen lassen. Wir müssen sicherlich auf eine Streßverringerung abzielen, müssen aber auch unsere Widerstandskraft gegen diesen Streß stärken und lernen, seinen Auswirkungen entgegenzutreten.

Wir werden daher kurz einige der Hauptursachen für Streß untersuchen. Danach folgt ein Blick auf die physiologischen und pathologischen Effekte, die sich aus länger dauerndem Streß ergeben können. Angesprochen wird auch der Zusammenhang zwischen allen Änderungen der Lebensumstände (Heirat, Scheidung, Arbeitsplatzwechsel usw.) und nachfolgender Krankheit. Das Wissen, was Streß ist, kann uns mit Sicherheit für erwünschte Ausweichmöglichkeiten empfänglich machen, und so werden auch die Rollen von Ernährung, körperlicher Bewegung, Ruhe, Licht usw. bei der Streßverringerung in die Überlegungen einbezogen wie auch definitive Vorschläge hinsichtlich der Änderung von Einstellungsweisen und des Verstehens derjenigen Aspekte des Streß, die unserer bewußten Kontrolle unterliegen.

Schließlich werden eine Reihe unterschiedlicher Entspannungsmethoden und eine Auswahl an Meditationstechniken vorgestellt, zusammen mit einem Überblick über Geist/Körper-Therapien wie der Visualisierung, die die Macht des Geistes zur Erhaltung der Gesundheit verdeutlichen. Die Macht des Geistes, die Physiologie zu stören und echte Krankheiten hervorzurufen, wird ausgeglichen durch seine ebenso große Fähigkeit, Gesundheit und Harmonie zu schaffen. Auf diesem Gebiet gibt es eine ganze Reihe von Techniken, einige mehr geeignet für eine bestimmte Person, andere weniger. Das Hauptziel dieses Buches besteht darin, den Leser in die Lage zu versetzen, diejenigen Methoden zu finden, die am besten für ihn geeignet sind, und zu erklären, wie wichtig die regelmäßige Anwendung dieser Methoden für Gesundwerden und Gesundbleiben ist. Ob aktive oder passive Entspannungsmethoden gewählt werden, oder ob sich durch Meditation allein die gewünschten Resultate ergeben, ist unwesentlich. Wichtig ist nur, daß wir lernen, die latente Kraft des Geistes für positive statt für negative Zwecke einzuspannen und den Komplex Geist/Körper, so weit wie möglich, von den intern und extern erzeugten Streßbelastungen zu isolieren, die, wenn man ihnen nicht Einhalt gebietet, den Körper zuerst schwächen, dann verkrüppeln und schließlich zerstören.

Gesundheit und Krankheit und die gesamte Grauzone zwischen diesen beiden sind Zustände, die die Fähigkeit – oder Unfähigkeit – des Körpers widerspiegeln, angesichts einer Unmenge von Bedrohungen und Gefahren durch die Umwelt ein Gleichgewicht (Homöostase genannt) zu bewahren. Zu jeder gegebenen Zeit steht das Individuum am Gipfelpunkt all dessen, was es ererbt und bis zu diesem Zeitpunkt selbst erworben und entwickelt hat. Das Maß an Empfindlichkeit und Widerstandskraft, das der Körper zeigen kann, ist bei jedem Menschen anders. Bei so vielen variablen Faktoren versteht es sich von selbst, daß es keine Methode, kein System und kein Rezept geben kann, das universell anwendbar ist, selbst wenn gleiche äußere Anzeichen für eine Krankheit vorliegen. Aus diesem Grunde sollten Zeichen, Symptome und äußerliche Anzeichen schlechter Gesundheit weniger Beachtung finden; sie sind zwar wichtig, insbesondere für den Betroffenen, zeigen aber nicht mehr als die spezifische Art und Weise, in der ein Organismus auf diejenigen Faktoren reagiert hat, durch die er bedroht wird. Die gleichen Symptome (z. B. Kopfschmerzen) können auf eine Vielzahl von Ursachen zurückgehen. Die gleiche augenscheinliche Ursache (z. B. Besorgnis über den Arbeitsplatz) kann zu ganz verschiedenen Symptomen führen, sagen wir, Schlaflosigkeit beim einen, Herzklopfen beim zweiten und Kopfschmerzen bei einem dritten.

Eine Behandlung der Symptome kann immer nur kurzfristig helfen. Das Symptom zu beseitigen und die Ursache zu ignorieren ist offenkundig falsch, weil sich mit Sicherheit früher oder später dasselbe oder ein anderes Symptom zeigt. Nur wenn man das allgemeine Funktionsniveau des gesamten Organismus verbessert und, wo es möglich ist, die Ursachen des Zustands beseitigt, kann man ein positives Ergebnis erwarten. Da die Ursachen von Angstzuständen oft nicht der Kontrolle des Individuums unterliegen (»Gibt es einen dritten Weltkrieg?«; »Macht die Fabrik zu?«; »Wie bezahle ich meine Rechnungen?« usw.), müssen Wege aufgezeigt werden, die Art und Weise zu ändern, in der solche Probleme betrachtet werden. Zusätzlich sind Techniken erforderlich, mit deren Hilfe der einzelne, selbst wenn solch ein Streß in gewissem Maß konstant bleibt, dessen Wirkungen durch positives Handeln aufheben und entgegenarbeiten kann. Das ist der Punkt, an dem Entspannung, Meditation und andere geistige Übungen ins Spiel kommen.

Die Tatsache, daß jeder Mensch ein einzigartiges Individuum darstellt, führt zu der Erkenntnis, daß auch die Faktoren, die eine erfolgreiche Anpassung an die Umwelt ermöglichen, variieren. Sich gegen Streß zu wappnen bedeutet, daß man sich Verständnis und Einblick in die mit Streß verbundenen Probleme verschafft und entschlossen ist, gemäß diesem Wissen Veränderungen und Modifizierungen vorzunehmen und Anstrengungen auf sich zu nehmen. Bei dem Weg durch dieses scheinbare Labyrinth möchte ich dem Leser dringend raten, an diesem einen konkreten Gedanken festzuhalten: Wenn er die Chance erhält, ist der Körper ein selbstheilender, selbstreparierender und selbstregenerierender Organismus. Unser Ziel ist es, ihm diese Chance zu geben und gleichzeitig Barrieren zu errichten, die Schutz gegen künftige Gefahren bieten.

1. Ursachen und Natur des Streß

Durch Streß hervorgerufene Krankheiten haben heutzutage die Infektionskrankheiten als vorherrschende Gesundheitsbeeinträchtigung in den Industriestaaten abgelöst. Viele dieser Krankheiten, darunter Arthritis, Erkrankungen der Herzkranzgefäße und Atemwege, Krebs, Depressionen usw., scheinen sowohl mit Streß (und anderen Faktoren) als auch mit bestimmten Persönlichkeitstypen in Verbindung zu stehen. Natürlich müssen bestimmte Aspekte bei dieser Gleichung berücksichtigt werden. Streßverringerung und Wappnung gegen Streß, wie auch die Änderung von Persönlichkeit und Verhaltensweisen bieten dem einzelnen alle eine Möglichkeit, den Folgen des Streß zu entrinnen.

Man kann sagen, daß Streß am gefährlichsten ist, wenn es an einer angemessenen Reaktion darauf mangelt. Wenn beispielsweise ein Mann über ein Feld schlendert und sich plötzlich einem angreifenden Bullen gegenübersieht, kann man seinen Sprint zum nächsten Tor im Zaun als vollkommen angemessene Reaktion auf den Streßfaktor betrachten. Er hat ein Urteil getroffen, reagiert, wie es nötig war, und der Vorfall hat keine negativen Auswirkungen. Auf der anderen Seite kann das Urteil des einzelnen hinsichtlich dessen, was eine angemessene Reaktion ist, falsch sein, wenn nämlich beispielsweise als Reaktion auf einen geringfügigen Vorfall Wut aufgebaut und aufrechterhalten wird. Einstellung, Glauben und gewohnheitsmäßige Verhaltensschemata können als neutrale Kriterien dafür herangezogen werden, ob der einzelne angemessen auf einen spezifischen Streßfaktor reagiert, und daher, ob sich im folgenden ein physiologischer Streß-Schaden ergibt.

Es gibt eine Anzahl von Abwehrtricks, die der Geist in Reaktion auf eine Herausforderung oder auf Streß anwenden kann. Dazu gehört die Verdrängung von Gedanken und Erinnnerungen, die streßbelastet sein könnten, wie auch das ›Rationalisieren‹, bei dem der Betroffene sich eine Darstellung seiner Reaktion auf Streß zurechtlegt, deren wahrheitsgemäße Erklärung Beklemmung hervorrufen würde. Wenn solche weitverbreiteten Abwehrmaßnahmen zu Beklemmungszuständen und Persönlichkeitsveränderungen führen, ist eine psychotherapeutische Behandlung erforderlich, damit das Problem erkannt und gelöst werden kann.

Es versteht sich nun von selbst, daß das, was für den einen ein größerer Streßfaktor ist, für den anderen vielleicht nur einen unwichtigen Reiz bedeutet. Der Unterschied liegt in der Einstellung des einzelnen zu dem Streßfaktor. Für den einen ist beispielsweise das Einhalten eines Termins, die Notwendigkeit, zu einer bestimmten Zeit an einem bestimmten Ort zu sein, von lebenswichtiger Bedeutung, und die Aussicht, sich zu verspäten, den Termin nicht einzuhalten, erzeugt viel Anspannung und Beklemmung (d. h. Streß). Für den anderen sind solche Termine reine Anhaltspunkte, und er macht sich keine besonderen Sorgen, wenn er sie verpaßt.

Einstellungen hängen davon ab, welche Vorstellung der einzelne von der Realität hat. Die Welt, wie er sie sieht, ist seine eigene Realität, und wenn diese mit der Außenwelt in Konflikt gerät, kommt es zu Streß. In gewissem Maße stellen alle Veränderungen Streß dar. Alles, was die Gesamtheit von Geist und Körper (das Individuum) vor die Aufgabe stellt, sein normales Verhalten zu ändern, bedeutet Streß. Die Vorstellung des Individuums von dem, was normal und richtig ist, wie die Dinge sein sollten, ist daher wie ein Resonanzboden, der auf die externen Umweltfaktoren reagiert. Glauben und Einstellung bestimmen oft das Maß an Streß, Beklemmung usw., das man erfährt. Beispielsweise ist der Tod eines nahestehenden Menschen zweifellos ein bedeutender Streßfaktor, doch jemand, zu dessen Glauben die Sicherheit eines Lebens nach dem Tode oder einer Reinkarnation gehört, sieht den Tod als Teil eines ununterbrochenen Prozesses, nicht als Ende, und daher wird der Streß auf ein Minimum reduziert.

Für die Vorfälle oder Veränderungen im Leben des einzelnen läßt sich ein abgestuftes Potential erstellen. In der folgenden Aufstellung sind allen Ereignissen Punkte zugewiesen, so daß der Grad der Empfindlichkeit gegenüber den Auswirkungen des Streß abgeschätzt werden kann. Das kann eine wertvolle Hilfe für den einzelnen sein, mehr auf diejenigen Elemente der Gesundheitserhaltung zu achten, die seiner Kontrolle unterliegen. Mit einigen dieser Methoden beschäftigen wir uns in Kapitel 5.

Streß und Veränderungen im Leben

Diese Tabelle beruht auf der Arbeit von T. H. Holmes und R. H. Rahe (Journal of Psychosomatic Research 1967, Nr. 11) und ist gedacht als Richtlinie bei der Beurteilung meßbarer Streßfaktoren, die aus zwanghafter Anpassung an Veränderungen resultieren. Es gibt viele andere Streßquellen, aber man kann ruhigen Gewissens behaupten, daß eine hohe Punktzahl auf dieser Tabelle (300 oder mehr) innerhalb einer kurzen Zeitspanne (etwa sechs Monate) ein deutlicher Hinweis dafür ist (betrifft 80 Prozent aller Menschen), daß bald eine schwerere Krankheit auftritt. Wenn die Punktzahl relativ hoch ist, zwischen 150 und 299, werden etwa 50 Prozent aller Menschen kurz darauf krank, und bei unter 150 Punkten werden weniger als 30 Prozent krank. Je höher die Punktzahl, desto größer die Notwendigkeit, sich gegen Streß zu wappnen.

Veränderungen im Leben	*Punkte*
Tod des Ehepartners	100
Scheidung	73
Trennung der ehelichen Gemeinschaft	65
Gefängnisstrafe oder Anstaltsunterbringung	63
Tod eines nahestehenden Familienangehörigen	63
Krankheit oder Verletzung	53
Heirat	50
Arbeitsplatzverlust	47
Versöhnung mit dem Ehepartner	45
Pensionierung	45
Gesundheitsprobleme bei nahen Angehörigen	44
Schwangerschaft	40
Sexuelle Probleme	39
Familienzuwachs	39
Größere Veränderung am Arbeitsplatz	39
Änderung des finanziellen Status	39
Tod eines Freundes	37
Änderungen im Arbeitsverfahren	36
Zunahme der Anzahl ehelicher Auseinandersetzungen	35
Abschluß einer großen Hypothek	31
Hypothek oder Darlehen für verfallen erklärt	30
Verantwortungswechsel	29
Kind verläßt das Haus	29
Probleme mit Schwiegereltern	29
Anerkennung der persönlichen Leistung	28
Ehefrau beginnt zu arbeiten oder hört auf	26
Besuch einer neuen Schule	26
Schulabschluß	26

Es ist bekannt, daß diese Punktzahlen und der Platz, den einige dieser Vorfälle in der Tabelle einnehmen, in den verschiedenen Kulturen variieren. Durch Unterschiede in der Religion ist der Streß durch eine Heirat in Europa beispielsweise größer als in Japan. Aus der Aufstellung geht weiterhin deutlich hervor, daß Streßfaktoren nicht notwendigerweise unerfreuliche Episoden bedeuten. Auch Ferien werden zum Beispiel als eine Ursache für Streß angesehen. Die Veränderung an sich, ob erfreulich oder unerfreulich, ist daher eine potentielle Streßquelle. Aber da selbst unter den Leuten mit hoher Punktzahl 20 Prozent nicht kurz darauf erkranken, läßt sich sagen, daß es die Reaktion des Individuums, seine Einstellung, sein Glauben und sein momentaner Gesundheitszustand sind, die den eigentlich entscheidenden Faktor für die Auswirkungen von Streß darstellen. Die obige Aufstellung kann als Richtlinie verwendet werden, doch sollte man sich dabei Gedanken über die geeignetsten, am wenigsten streßbelasteten Reaktionen machen und diese Reaktionen dann pflegen.

Es gibt ein weiteres Element im Leben, das oft noch mehr Streß erzeugen kann als tatsächlich stattfindende Vorfälle und Veränderungen. Dabei handelt es sich um die Vorausahnung von Problemen oder Ereignissen. Der Verlust des Arbeitsplatzes ist zwar in der Tat ein Streßfaktor mit hoher Punktzahl, aber die Erwartung eines solchen Verlusts stellt wegen der damit zusammenhängenden Zeitspanne möglicherweise größeren Streß dar. Sobald der Arbeitsplatz verloren ist, verlangt die Realität der Situation, daß der Be-

troffene etwas unternimmt. Die Suche nach neuer Arbeit, praktische Vor-
kehrungen hinsichtlich des Geldes usw. sind zwar alles streßbelastete Tätigkeiten, aber richtig betrachtet Reaktionen auf das Ereignis. Wenn es jedoch
Gerüchte über eine mögliche Stellenüberbesetzung gibt und die Besorgnis
und Ungewißheit über Monate oder Jahre andauert, kann der so erzeugte
Streß weitaus größer sein. Nichtsdestoweniger sollte man sich in solch einem
Fall daran erinnern, daß es praktische Maßnahmen gibt, mit denen man die
Auswirkungen des Streß auf ein Mindestmaß beschränken kann, sobald man
erkennt, was da vor sich geht.

Abgesehen davon, daß tatsächliche Veränderungen im Leben möglicherweise streßbelastet sind, ist es somit also ebenso offensichtlich, daß die Erwartung solcher Veränderungen (d. h. eine Vorausschau aus der Gegenwart
auf mögliche Ereignisse in der Zukunft) ebenfalls Streß schafft. Leider
stimmt es auch, daß Streß häufig mit der Unfähigkeit zusammenhängt, Probleme, die in der Vergangenheit liegen, zu lösen. Schuldgefühle, Selbstmitleid, Brüten über vergangene Ereignisse, gleich ob real oder imaginär, bilden
daher ein weiteres Hauptgebiet der Streßerzeugung. Eine solche Hinwendung auf die Vergangenheit führt nicht nur zu streßbelasteten Veränderungen im Körper, sondern vermindert auch in hohem Maße die Fähigkeit des
einzelnen, sich in der Gegenwart gut zurechtzufinden.

Streßfaktoren kommen durch reale physische Ereignisse zustande, wie
etwa starker Lärm, extreme Hitze oder Kälte, oder durch reale, erwartete
oder erinnerte unerfreuliche Vorfälle wie etwa eine Scheidung; zudem steckt
wahrscheinlich in jeder Änderung des Status quo, wie beispielsweise einem
Besuch, einem Urlaub oder einer Beförderung ein gewisser Streß. Diese Faktoren kann man als ›Streßauslöser‹ bezeichnen. Der Schaden, den all diese
Streßauslöser anrichten können, wird gemildert durch Einstellungsweisen,
Emotionen und Persönlichkeitsfaktoren. Konflikte, gleich ob real oder imaginär, zwischen dem Individuum und anderen Leuten oder Gruppen bilden
einen weiteren Hauptstreßfaktor. Belastung, Konflikt und Druck, die sich
durch Streßauslöser in jeder beliebigen Zusammensetzung ergeben, können
einen Zustand der Beklemmung hervorrufen, der je nach den zugrundeliegenden Persönlichkeitsmerkmalen, erworbenen Einstellungsweisen, Glauben und so weiter schnell vorübergeht oder lange andauert. Da es zum größten Teil nicht möglich ist, sich gegen die größeren Veränderungen im Leben
zu schützen, sollte man es als wünschenswert und erforderlich ansehen, Einstellungsweisen zu pflegen, die die Auswirkungen der unvermeidlichen
Wechselfälle des Lebens möglichst gering halten.

Externe Streßfaktoren sind zwar einfach zu erkennen, aber weniger einfach zu beseitigen. Einige dieser Faktoren sind überaus starker Lärm (Industriearbeiter), starke Hitze (Bäcker) oder Kälte (Arbeiter in Kühlhäusern), äußerst langweilige oder sich ständig wiederholende Tätigkeiten (Fließbandarbeiter) und solche Dinge wie die ständige Fahrt zur Arbeit mit unzuverlässigen Transportmitteln oder der Zwang, jeden Tag stundenlang in starkem Verkehr zu fahren. Weitere, noch extremere Beispiele für konstante externe Streßfaktoren finden sich bei Leuten, die auf Gebieten mit potentiellen Gefahren arbeiten (Polizei, Soldaten, Tiefseetaucher) oder besonders unnatürliche Arbeitsbedingungen vorfinden (Bergleute, Ölbohrarbeiter). Der Körper reagiert auf all diese Arten von Streß mit einem vorhersagbaren Muster interner Veränderungen. Streß ist jedoch kumulativ, und ein relativ geringfügiger Vorfall, der zu einer schon vorhandenen großen Streßbelastung hinzukommt, bringt das Faß zum Überlaufen. Ein Zusammenbruch läßt sich weitgehend vermeiden, wenn man dem am leichtesten zu ändernden Aspekt des Streß-Puzzles, d. h. den persönlichen Gewohnheiten und dem Lebensstil, besondere Beachtung schenkt. Eine Veränderung der Einstellungsweise könnte das durch extern erzeugten Streß geschaffene Schadenspotential tiefgreifender ändern, aber ein solcher Wechsel läßt sich viel schwieriger erzielen als beispielsweise eine Verbesserung der Lebensweise, wie Ruhezeiten, körperliche Betätigung, Schlaf und Ernährung.

Von der Kindheit an bildet Streß einen Anreiz für die Entwicklung. Der Wunsch, andere zu erfreuen und innere Triebe zu befriedigen, ist eine Reaktion auf durch Autorität, Gesellschaft, Familie, eigenes Ich usw. festgelegte Bedürfnisse, Wünsche und Ziele. Dieser Aspekt des Streß ist lebenswichtig für Überleben und Entwicklung des Menschen. Erst wenn unangemessene Reaktionen auf solche Triebe erfolgen, wird Streß möglicherweise schädlich. Was man auch betrachtet, Entwicklung in der frühen Kindheit, Schulalter, Familienleben, Zeit der Werbung um einen Partner, Heirat, weiterführende Schule, Arbeit oder Pensionierung, das Leben bildet ein buntes Kaleidoskop streßbelasteter Ereignisse, Herausforderungen, Hindernisse, Fallen und manchmal Tragödien. Der Boden, auf den all diese Ereignisse fallen, ist die Persönlichkeit und die körperliche Verfassung des einzelnen, und da man nicht alle streßbelasteten Vorfälle und Phasen des Lebens meiden kann, ist es diese Grundhaltung, die am ehesten eine Gelegenheit zu einer Modifizierung und, daraus folgend, einer Verringerung der Wirkung von Streßauslösern bietet.

Die Kardiologen Friedman und Rosenmann haben den Persönlichkeits-

›Typ A‹ beschrieben, der anfällig für Herzkrankheiten ist. Das Individuum des Typs A geht, redet, ißt und bewegt sich schnell. Typ A findet es schwierig, sich zu entspannen, setzt sich selbst Termine, unternimmt oft mehr als eine Sache zur gleichen Zeit; er ist zappelig, ehrgeizig usw. Der ›Typ B‹, mit einer viel geringeren Anfälligkeit für Herzkrankheiten, ist das direkte Gegenteil; dieser Typ geht, ißt und bewegt sich langsam, kann sich entspannen, ist nicht ehrgeizig, vermeidet Druck und Termine usw. Das ist alles nicht sehr überraschend, aber das Interessante daran ist, daß sich Typ A, wenn er motiviert ist (oft durch einen Herzinfarkt in jungen Jahren), zu einem Typ B wandeln kann, indem er sein Verhalten ändert und die Verhaltensweise von Typ B regelrecht kopiert, bis sie zur Gewohnheit wird. Als Folge einer solchen Modifikation sinkt die Wahrscheinlichkeit eines Herzinfarkts. Typ A hat sich dann angemessenere Reaktionen auf die Lebensbedingungen angewöhnt und somit seine Chancen auf ein langes Leben verbessert.

Es ist nun offensichtlich, daß ein Leben in der Gegenwart die Neigung verringert, sich mit vergangenen oder künftigen bzw. erwarteten Ereignissen zu beschäftigen. Ein weiterer Aspekt dieser Tatsache besteht darin, daß, je näher die Vorstellung des Individuums von der Realität dem tatsächlichen Leben kommt, um so weniger Streß erzeugt wird. Realität bedeutet vielleicht nicht immer für alle Leute das gleiche, aber in vielen alltäglichen Situationen ist der von den Leuten verspürte Streß das direkte Resultat ihrer ›Phantasie‹, ihrer Vorstellung, wie die Dinge sein sollten, oder der Tatsache, daß sie uneins sind mit der Realität. Meine ›Phantasie‹ besteht zum Beispiel darin, daß die Leute, wenn sie Verabredungen treffen, diese auch einhalten sollten, und mehr noch, daß sie pünktlich sein sollten. In der Realität ist das jedoch oft nicht der Fall. Der Ärger und Streß, der jedesmal erzeugt wird, wenn eine Verabredung nicht eingehalten wird oder wenn jemand sich verspätet, wäre zu vermeiden, wenn ich meine Phantasie besser dem realen Leben anpassen könnte, d. h., wenn ich erwarten würde, daß sich die Leute unweigerlich verspäten oder ihre Verabredungen sogar gelegentlich vergessen.

In Hinsicht auf die Einstellung zum Leben und zu Ereignissen deuten Gedanken oder Phrasen wie »wenn doch nur . . .« oder »es hätte sein sollen wie . . .« oder »wäre es nicht schön gewesen, wenn . . .« darauf hin, daß der Betreffende die Realität nicht akzeptiert oder nicht gewillt ist, tatsächliche Geschehnisse zu akzeptieren. Diese Art ›Phantasie‹ mag harmlos erscheinen, ist aber möglicherweise genau so streßbelastet wie ein Brüten über der Vergangenheit oder der Zukunft. Sie ist sogar eigentlich ein weiterer Aspekt der gleichen Neigung. »Hier und jetzt«, einen besseren Gedanken gibt es für jemanden mit einer solchen Neigung nicht. Das Leben spielt sich »hier und jetzt« ab. In der Vergangenheit, in der Zukunft und im »wenn doch nur« liegen Schatten, Dämonen und Streß. Nirgendwo wird das deutlicher als bei persönlichen Beziehungen, sei es am Arbeitsplatz oder zu Hause. Viel Streß entsteht aus der Unfähigkeit, Gefühle klar auszudrücken, ohne sich dabei aufzuregen. Wenn Gefühle unangemessen dargelegt werden, entwickeln sich oft Feindseligkeit und Zorn. Um es noch einmal zu sagen, viele solcher Streßfaktoren stehen in Zusammenhang mit unterschiedlichen Meinungen darüber, was die Realität ist und was nicht. Beziehungen zwischen Menschen verlangen es, daß der einzelne seine Gefühle deutlich und in nicht feindseliger Weise darlegt und anschließend bereit ist, einer ähnlichen Darlegung der Gefühle des anderen zuzuhören, ohne sich »aufs Korn genommen« oder angegriffen zu fühlen. Das ist natürlich das Ideal, das aufgrund von lange bestehenden Einstellungsweisen und festverwurzelten Persönlichkeitsmerkmalen möglicherweise schwer zu erreichen ist, aber es ist zweifellos der Weg zu nicht streßbelasteten Beziehungen. Die Fähigkeiten, die Realität in der Gegenwart zu sehen, seine Meinung sachlich und in nicht feindseliger Weise kundzutun und zuzuhören, sind demnach Eigenschaften, die gepflegt werden müssen.

In persönlichen Beziehungen entstehen viele Spannungen als Ergebnis nicht erfüllter Erwartungen. Wenn jemand eine Geste oder Form der Anerkennung erwartet (wie etwa eine Glückwunschkarte oder einen Telephonanruf zum Geburtstag), die sich dann nicht einstellt, kann das zu einer gespannten und gereizten Haltung führen. Noch einmal, die Fähigkeit, sich mitzuteilen, kann solch eine Situation entschärfen. Unterlassungssünden und begangene Sünden, d. h. Nicht-Ereignisse und tatsächliche Ereignisse, tragen genau das gleiche Streßpotential in sich. Wenn solche Gefühle unterdrückt und gepflegt werden, können sie einen Streß erzeugen, der außerhalb jeglichen Verhältnisses zur Bedeutung des eigentlichen Vorfalls steht.

Die Reihe möglicher Streßfaktoren ist nahezu endlos, und das gleiche gilt für die möglichen Reaktionen auf diese Streßfaktoren. Man sagt, es gäbe nur zwei grundlegende Emotionen, nämlich ›Zuneigung‹ und ›Abneigung‹. Alle anderen Emotionen seien Variationen und Abstufungen dieser Urgefühle. Die erstaunlichen Unterschiede zwischen den Individuen, ihren Geschmäckern, Zuneigungen, Abneigungen und so weiter machen deutlich, daß es wohl keine Situation, Mensch oder Ding geben wird, welche von jedermann gleichermaßen geachtet oder mißachtet werden (des einen Tod ist des andern Brot). Auch ist es der Beachtung wert, daß die ›Neigungen‹ und ›Abnei-

18

gungen< ein und desselben Individuums in verschiedenen Lebensstadien und unter verschiedenen Bedingungen variieren. Daraus läßt sich der Schluß ziehen, daß das Individuum gelehrt werden oder von sich aus lernen kann zu mögen, was es vorher nicht mochte, und umgekehrt. Wenn also, aufgrund ihres ›Neigungs‹- und ›Abneigungs‹-Musters, das Verhalten einer Person zu einer streßbelasteten Existenz und zu problematischen Beziehungen führt, läßt sich der Streß allein durch eine grundsätzliche Änderung der Einstellung vermindern. Genau wie Typ A sich vom schnellgehenden, schnellredenden, schnellhandelnden und schnellessenden Individuum in einen bedächtigeren Zeitgenossen verwandeln muß, muß derjenige, der behauptet, »so bin ich nun mal, ich kann mich nicht ändern«, einsehen lernen, daß eine Veränderung nicht nur möglich, sondern wünschenswert ist und daß es im eigenen Interesse liegt, wenn er sich ändert. Um Gewohnheiten und Einstellungsweisen zu ändern, braucht man sie nur zu verstehen und als das zu erkennen, was sie sind, um dann sein Verhalten zu ändern. Das ist leicht gesagt, aber nicht so leicht getan. Es wird im folgenden jedoch noch deutlich werden, daß die Alternative zu einer solchen Verhaltensmodifizierung oft aus einer ernsthaften Krankheit bestehen kann.

Bei der Betrachtung der Verhaltensmodifizierung – der Änderung von gewohnheitsmäßigen Einstellungsweisen und Reaktionen – ist es wichtig zu erkennen, daß wir immer, wenn wir uns in einer bestimmten Art und Weise verhalten, die hinter dieser Verhaltensform liegende Überzeugung stärken. Wenn als Reaktion auf wirkliche oder eingebildete Kritik immer ein verärgerter Wutanfall folgt, wird mit jedem dieser Gefühlsausbrüche die Überzeugung des Individuums stärker, daß das die angemessene Reaktion ist. Um die zugrundeliegende Überzeugung zu ändern, ist eine geänderte Reaktion erforderlich. Wenn an die Stelle der alten Reaktion eine weniger streßbelastete, weniger provokative Reaktion tritt, entwickelt und stärkt sich die Überzeugung, daß die neue Reaktion richtig und angemessen ist. Bei persönlichen Beziehungen sind offensichtlich zwei von diesen modifizierten Reaktionen erforderlich, und das ist nicht leicht zu schaffen. Sobald das Individuum erkennt, welche Rolle die Gewohnheit bei der Verstärkung unerwünschter Verhaltensweisen spielt, kann die Änderung beginnen. Indem man den anderen so behandelt, wie man selbst behandelt werden möchte, und indem man alles, was gesagt werden muß, offen und ruhig darlegt, wächst die Chance für eine weniger streßbelastete Beziehung. Solche Verhaltensänderungen bewirken oft eine Verbesserung der beidseitigen Beziehung.

Es muß betont werden, daß nichts und niemand Sie wütend macht. Dafür sorgen Sie ganz allein. Solche Gefühle werden immer selbst erzeugt, und das gilt für die meisten Emotionen. Wir wollen wütend, eifersüchtig, schuldbewußt, verbittert usw. sein, und gleichermaßen wollen wir glücklich, freigebig und zärtlich sein. Unsere Einstellung und unser Verhalten können wir selbst modifizieren. Auf die meisten Erlebnisse gibt es zwei Reaktionen – die eine negativ und streßbelastet und die andere positiv und eine Gelegenheit zu Wachstum und Selbsterkenntnis bietend – die Wahl hat jeder selbst. Ob der einzelne die weiter hinten vorgestellten streßreduzierenden Maßnahmen berücksichtigt, läuft ganz klar auf die Frage hinaus, ob er bereit ist, die Verantwortung für sein Leben und Handeln zu übernehmen oder nicht.

Streß ist kumulativ. In jungen Jahren können die meisten Menschen mit einer Menge emotioneller und physischer Traumata fertigwerden, doch diese Fähigkeit verringert sich mit fortschreitendem Alter. Natürlich gibt es ererbte Charakteristika, die diese bei jedem anders ausgeprägte Fähigkeit beeinflussen. Es gibt weitere Faktoren, die ebenfalls in unterschiedlichem Maße bestimmend dafür sind, wie stark der Streß auf die körperliche und geistige Gesundheit des einzelnen Einfluß nehmen kann. Dazu gehören Ernährung, organische Faktoren, körperliche Betätigung, allgemeine Überarbeitung und die Summe des – längerfristig und in jüngster Vergangenheit – erlittenen Streß. Diese Einflüsse werden in späteren Kapiteln noch näher behandelt. An dieser Stelle sollte man noch einmal daran denken, daß Streß der Sporn ist, der den Menschen antreibt, und daß er, wenn die Reaktionen nicht angemessen sind, auch zur Keule werden kann, die ihn zermalmt.

Es gibt in der Tat einen Punkt, an dem die Fähigkeit des Körpers, sich an Streß anzupassen, nicht mehr ausreicht. Wenn das geschieht, beginnt es mit der Gesundheit bergab zu gehen. Damit beschäftigen wir uns genauer im nächsten Kapitel, aber wichtig ist hier noch, daß diese ganz deutliche Verschlechterung des Gesundheitszustands selbst ein mächtiger Streßauslöser ist. Besorgnis angesichts Veränderungen der Körperfunktionen, Schmerzen usw. beschleunigen die Abwärtsspirale. Wenn man bis zu diesem Stadium wartet, bis man Reformen einleitet, hat man vielleicht schon zu lange gewartet. Trotzdem ist es auch in diesem Stadium noch möglich, wieder gesund zu werden, allerdings nur mit großer Mühe.

Es gibt äußere Faktoren, die außerhalb der Kontrolle des einzelnen liegen, aber das Gesamtbild weist auch viele kontrollierbare Aspekte auf. Natürlich gibt es seelische Zustände, die Streß erzeugen und außerhalb der bewußten Kontrolle des Individuums liegen. Man findet viele tiefsitzende Beklemmungszustände und Depressionen, bei denen nur geschickte Psychotherapie und Beratung das Individuum in die Lage versetzt, zu einem Einblick, zum Verständnis und schließlich zu einer Lösung seines Problems zu kommen. Diese Formen der Behandlung gehen über den Rahmen dieses Buches hinaus, doch ich möchte behaupten, daß die hier aufgezeigten Grundsätze und Methoden selbst in solchen Fällen hilfreich sein können. Es sollte jedoch niemand, der in psychotherapeutischer Behandlung ist, versuchen, sich selbst zu behandeln, ohne erst seinen Hausarzt zu konsultieren.

2. Physische Auswirkungen von Streß

Streß ist ein wesentlicher und konstanter Teil des Lebens. Er ist der Sporn, der den Menschen zu allen seinen Errungenschaften treibt. Exzessiver Streß kann aber auch vernichtend wirken. Alle Altersstufen und Lebensstadien sind Durchgangsphasen: vom Baby zum Kind, das die ersten unsicheren Schritte macht, vom Schulkind zum jungen Erwachsenen, vom aktiven Arbeiter zum Rentner und so weiter. Desgleichen trägt jede Veränderung potentielle Streßwirkungen in sich, die, wenn sie zusätzlich zu den externen und internen Streßfaktoren des Lebens auftreten, andauernd auf Geist und Körper des Individuums einwirken.

Eine Definition für Streß, und zwar die von Dr. Hans Selye, dem großen Forscher auf dem Gebiet dieses allgegenwärtigen Phänomens, lautet schlicht und einfach »das Maß der natürlichen Abnutzung des Körpers«. Jegliche Art von Veränderung verlangt Anpassung von seiten des Organismus. Wenn wir aus einem warmen Raum nach draußen in die eisige Kälte gehen, setzen sofort Anpassungsmechanismen ein, die dem Körper helfen, sein Gleichgewicht zu bewahren. Anpassungsprozesse finden statt in Reaktion auf alle Veränderungen und Streßauslöser, seien sie physisch wie Hitze und Kälte, chemisch wie verschmutztes Wasser, unsaubere Luft oder Drogen oder seien es selbsterzeugte Emotionen wie Zorn, Trauer oder Freude. Alles, was als Bedrohung für Geist oder Körper wahrgenommen wird, führt augenblicklich zu einer Reaktion in Form von Anpassung oder Abwehr. Diese Fähigkeit, den Körper im Gleichgewicht zu bewahren, wird als Homöostase bezeichnet. Aus einer Vielzahl von Gründen ist sie nicht immer erfolgreich. Das kann an der Biochemie des Körpers liegen, die möglicherweise durch falsche Ernährung dieser Aufgabe nicht gewachsen ist, doch zu diesem Faktor wie auch möglichen anderen, einschließlich der organischen Unversehrtheit, kommen wir später noch. Wenn die Reaktion unangemessen ist oder wenn die Wahrnehmung von Bedrohungen nicht stimmt, können unausgewogene und fehlerhafte körperliche Anpassungsmaßnahmen mit schädlichen Konsequenzen erfolgen.

Die normale Streßreaktion ist selten das Ergebnis der Wirkung von außen, sondern eher die Reaktion des Systems auf diese Wirkung. Ob der Streßauslöser physisch ist, wie etwa plötzliche Kälte, oder ob er psychologischer Art ist, wie etwa eine plötzliche Krise oder ein Wechsel in der beruflichen Verantwortung, unerfreuliche Neuigkeiten usw., der Körper beginnt mit biochemischen Veränderungen als Reaktion auf die wahrgenommenen Notwendigkeiten. Solche Veränderungen finden in größerem oder kleinerem Maße nahezu dauernd während des gesamten Lebens statt. Wenn ein Streßauslöser von länger anhaltender, ununterbrochener oder extremer Natur ist, werden die Abwehrmechanismen des Körpers sogar noch aktiver. Als Reaktion auf starke Hitze finden Veränderungen bei den chemischen Eigenschaften des Blutes und im Blutkreislauf statt, um den Körper beispielsweise durch Verlust oder Verdampfung zusätzlicher Flüssigkeit durch die Haut abzukühlen. Wenn das nicht zu der erwünschten Wirkung führt, werden die Abwehrmaßnahmen möglicherweise noch verstärkt, indem es zu Ohnmacht und zeitweiliger Bewußtlosigkeit kommt, um alle Körperfunktionen auf ein Mindestmaß zu reduzieren. Solche homöostatischen Anstrengungen reichen jedoch als Streßreaktion nicht aus, wenn sie nicht länger anhalten.

In Reaktion auf Streß oder Extremsituationen jeglicher Art vollzieht sich im Körper eine Reihe von Veränderungen, die Selye unter dem Oberbegriff der »Kampf oder Flucht«-Reaktion zusammengefaßt hat. Logischerweise ist die Reaktion auf eine reale körperliche Gefahr wie etwa die Konfrontation mit einem menschenfressenden Tier entweder Angriff oder Flucht. Wie die Wahl auch ausfällt, der Körper braucht augenblicklich alle verfügbare Energie, Stärke, Konzentration usw. Für ein langsames Abwägen oder eine nach und nach aufgebaute Erregung bleibt keine Zeit, denn bis das geschehen wäre, hätte der Gegner schon mit seinem Mahl begonnen! Wenn auf den Streßauslöser eine angemessene Reaktion (Kampf oder Flucht) erfolgt, werden die durch den anfänglichen Schock ausgelösten biochemischen und anderen Veränderungen genutzt, und es werden keine negativen Wirkungen verspürt.

Heutzutage sieht man sich nur selten Tag für Tag solchen Streßsituationen gegenüber, bei denen es um Leben oder Tod geht. Man kann jedoch viele andere Bedrohungen für Geist und Körper empfinden als die durch einen menschenfressenden Tiger. Jede (tatsächliche oder eingebildete) wahrgenommene Bedrohung oder Gefahr für Geist oder Körper erzeugt eine ähnliche »Kampf oder Flucht«-Reaktion, und es gibt verschiedene Möglichkeiten, darauf zu reagieren. Jemand sagt beispielsweise etwas, das als beleidigend, verletzend usw. empfunden wird. Die Streßreaktion, die ein Anspannen der Muskeln sowie biochemische Veränderungen (hormonelle und andere) hervorruft, kann nun einfach unterdrückt werden und sich als zusätzliche Muskelanspannung niederschlagen. Wenn jedoch eine passende verbale bzw. physische Reaktion gefunden wird, wäre die Handlungsbereitschaft ausgedrückt und genutzt worden, so daß sich keine negativen Wirkungen ergäben. Das dem Körper aufgezwungene Maß an Streß variiert mit der Empfindung des Individuums von dem, was eine Bedrohung darstellt – der eine lacht bei einer Beleidigung und tut sie achselzuckend ab, der andere langt nach seiner Schußwaffe! Es variiert außerdem mit der Fähigkeit des Individuums, angemessen zu reagieren. Der eine sagt ruhig, aber fest seine Meinung und teilt dem Übeltäter mit, was er von ihm hält. Ein anderer braust auf, erregt sich, gießt Öl ins Feuer und wird psychologisch nicht von seinen verletzten Gefühlen und seinem Zorn befreit. Der Streßfaktor darf daher nicht als Hauptbestimmungsmerkmal für das Ausmaß der »Kampf oder Flucht«-Reaktion gesehen werden, sondern nur als ihr möglicher Auslöser. Der dem Körper durch lang anhaltende, wiederholte Erregung zugefügte Schaden ist zum großen Teil das Ergebnis von Überzeugungen, Einstellungsweisen, Persönlichkeit und Fähigkeit des Individuums, objektiv festzustellen, was eine reale und was eine eingebildete Gefahr für Körper und Geist darstellt.

Es ist ziemlich erstaunlich, welche Prozesse sich bei Erregung und »Kampf oder Flucht«-Reaktionen tatsächlich abspielen. Man kann diese unmittelbaren Veränderungen extrapolieren und feststellen, welche größeren körperlichen Schäden sie bei Wiederholung oder längerer Dauer anrichten können. Als Reaktion auf Streß läuft im Körper augenblicklich der folgende Prozeß ab: In Vorbereitung auf einen möglichen Kampf werden die Muskeln angespannt; der Hypothalamus (Teil des Gehirns) koordiniert eine Reihe von hormonellen Veränderungen; die Hirnanhangdrüse wird aktiviert, was unter anderem dazu führt, daß die Nebennierendrüsen die Hormone Adrenalin und Noradrenalin produzieren. Daraus ergibt sich eine Vielzahl von Veränderungen im Körper; die Pupillen weiten sich – zweifellos, um besser zu sehen; das Herz arbeitet schneller, um den zusätzlichen Blutbedarf der gespannten Muskeln zu befriedigen, und das erhöht den Blutdruck. Wegen der verbesserten Durchblutung der Muskeln wird zusätzlicher Sauerstoff benötigt. Die Atemtätigkeit beschleunigt sich, um diesen Bedarf zu decken und um die auf die vermehrte Aktivität zurückgehenden zusätzlichen Abfallprodukte schneller auszustoßen. Wird das Blut für eine bevorstehende Muskeltätigkeit abgezweigt, müssen andere Körperfunktionen stillgelegt werden, so daß unter anderem die Blutzirkulation durch die Nieren verringert wird und die Verdauung aufhört. Zu diesem Zweck trocknet der Speichel, und

Darm und Magen hören zu arbeiten auf. Der Bedarf des Körpers an zusätzlicher Energie wird gedeckt, indem die Leber gespeicherte Glukose an das Blut abgibt, wo sie durch den Sauerstoff in schnell verfügbare Energie umgewandelt wird. In Erwartung einer Kampfhandlung kühlt die Haut den Körper ab, indem die Poren geöffnet werden, was zu Schwitzen führt. Da Blut zu den Muskeln geleitet wird, besteht die Tendenz, daß die Haut blasser wird. Aufgrund einer Überreaktion desjenigen Teils des Nervensystems, der für die Wiederherstellung des Status quo verantwortlich ist (das parasympathische Nervensystem), kann es zu unabsichtlicher Blasen- und Darmentleerung kommen; normalerweise jedoch schließen sich die diese Funktionen kontrollierenden Schließmuskeln und verhindern jegliche Aktivität in dieser Richtung, bis die Krise vorüber ist. Ein anderer Teil des körpereigenen Abwehrsystems, nämlich das Immunsystem, wird bei einer solchen Erregung weniger aktiv. Das macht in einer solchen Lage eine Infektion wahrscheinlicher. Da die Muskeln gespannt sind, produzieren sie Milchsäurespaltprodukte, die sich in einer Verstärkung der von dem Betroffenen verspürten Beklemmung und Anspannung auswirken. Diese Aufzählung ist keineswegs vollständig, sollte aber eine Vorstellung davon vermitteln, welche verheerenden Auswirkungen länger andauernder Streß auf die normalen Körperfunktionen hat.

In den ersten Stadien der Erregung passen sich die meisten Systeme solchen Veränderungen an und fangen sie auf. Nach der Erregung folgt eine Rückkehr zum Status quo, und zwar besonders dann, wenn die Reaktion angemessen war. Wenn sich jedoch die Erregung immer wieder wiederholt, bleiben einige der oben erwähnten Veränderungen nicht mehr vorübergehend, sondern werden chronisch. Dieser Vorgang wird mit dem Begriff »Allgemeines Anpassungssyndrom« bezeichnet. Wenn sich der Körper an wiederholte und konstante Streßfaktoren anpaßt und wenn chronische Symptome als Teil des Lebens akzeptiert werden, sinkt das allgemeine Gesundheitsniveau. Zu diesen Symptomen gehören Kopfschmerzen, Schwindelanfälle, Schlaflosigkeit, verschwommenes Sehen, Schluckschwierigkeiten, schmerzende Nacken- und Schultermuskeln, hoher Blutdruck, Herzprobleme, Kreislaufprobleme, Zittern, Asthma, Allergien, Verdauungsstörungen, Magengeschwüre, Rückenschmerzen, Hautausschlag, starkes Schwitzen, Dickdarmkatarrh, sexuelle Probleme, Depressionen, Phobien, Reizbarkeit und vieles mehr.

Im Blutzuckerspiegel treten Störungen auf, die zu wilden Auf- und Abwärtsbewegungen bei Energieniveau und Stimmungen führen. Wenn das einhergeht mit viel Zucker in der täglichen Ernährung und mit Stimulantien wie Tee, Kaffee und Schokolade, kann die Fähigkeit des Körpers, einen normalen Blutzuckerspiegels aufrechtzuerhalten, ernsthaft Schaden leiden (manche Forscher sehen das als wesentliche Ursache für Diabetes an).

Oft besteht die Tendenz, nicht die volle Leistung zu bringen; Selbstzweifel und Unsicherheit treten auf, und der Abwehrmechanismus neigt zum Zusammenbruch, die Wahrscheinlichkeit von Allergien und Infektionen wächst. In den persönlichen Beziehungen ergeben sich Spannungen, oft verschwindet die Libido, und als Resultat all dieser Veränderungen kommt es zu weiterer Beklemmung und weiterem Streß. Ein Teufelskreis von Streß und nachlassender Gesundheit ist das traurige Bild, das sich uns in der heutigen Gesellschaft nur zu oft bietet. Wenn dann noch, wie es oft der Fall ist, schlechte Ernährung, Mangel an körperlicher Betätigung und entkräftende Gewohnheiten wie Alkohol-, Tee- und Kaffeegenuß und Zigarettenrauchen dazukommen, läuft alles auf eine Katastrophe hinaus. Es besteht keine Möglichkeit, daß bei einem solchen Zustand eine Behandlung mittels Medikamenten irgendetwas außer den oberflächlichen Symptomen ändern könnte. Ja, wenn das versucht wird und die zugrundeliegenden Ursachen nicht beachtet werden, kann eine Behandlung der Symptome nur weiteren Schaden verursachen. Durch ein Bemänteln und Verkleiden eines Problems erhält man niemals eine Lösung dafür.

Dieses Anpassungsstadium ist insofern ein kritischer Punkt, als sich noch die meisten, wenn nicht alle, Symptome umkehren lassen, wenn man sich mit den zugrundeliegenden Streßfaktoren beschäftigt und auf Ernährung, körperliche Betätigung, organische Unversehrtheit usw. achtet. Wie lange dieses Stadium anhält, ist von vielen variablen Faktoren abhängig, unter anderem von Erbfaktoren, dem Ausmaß an Streß, grundlegenden gesundheitlichen Gewohnheiten und dem Maß der verfügbaren emotionellen Unterstützung. Nach einem Zeitraum von mehreren Jahren (zehn, zwanzig oder mehr) ist je nach den variablen Faktoren das Erschöpfungsstadium des Allgemeinen Anpassungssyndroms erreicht. Zu diesem Zeitpunkt kann der Körper einfach nicht mehr, und es folgt ein plötzlicher Übergang in das eine oder andere Krankheitsstadium. Der Zusammenbruch erfolgt schließlich, wenn selbst geringfügige Streßfaktoren nicht zufriedenstellend behandelt werden. An diesem Punkt kann es zum Ausbruch schwerster Krankheiten wie Herzinfarkt, Krebs usw. kommen.

Die Kenntnis der Zeichen und Symptome von Streß ist ein notwendiger Schritt in Richtung auf das Verstehen des Feindes. Wenn man Streß nicht erkennen und wahrnehmen kann, kann man sich leicht vormachen, daß »so etwas mir einfach nicht passiert«.

Einige Forscher (z. B. Dr. Poteliakhof und Dr. Carruthers in ihrer Studie »Real Health: the Ill Effects of Stress and their Prevention«) sehen die Kombination von anhaltendem Streß und chronischer Überanstrengung als wesentlichen ursächlichen Faktor für rheumatische Arthritis, Asthma und Bluthochdruck. Die Kombination von Schlafmangel, dauernder Überarbeitung und chronischer Beklemmung soll zu hormoneller Unausgewogenheit, insbesondere zu Erschöpfung oder Trägheit der Nebennieren, führen. Man nimmt an, daß das im Zusammenwirken mit Konstitutions- und Erbfaktoren dann bestimmend ist für die Art der Krankheit, die sich entwickelt.

Im Bereich der Herzkrankheiten haben Forschungsarbeiten von Dr. Peter Nixon am Charing Cross Hospital (in: »Stress and Relaxation« von Jane Madders, hg. von Martin Dunez) gezeigt, daß als Auslöser häufig anhaltende und unangemessene Erregung in Frage kommt. Folgende Faktoren leisten nach Dr. Nixons Meinung einen hohen Beitrag:

1. Druckausübung durch Menschen, denen man nicht entkommen kann;
2. Unannehmbarer Zeitdruck, Termine etc.; 3. Schlafmangel; und 4. eine hohe Punktzahl in der Tabelle der Veränderungen im Leben (s. S. 13).

Dr. Nixon stellt fest, daß Arzneimittel bei der Behandlung von Bluthochdruck unzufriedenstellend sind, weil sie nicht gegen die zugrundeliegenden Ursachen vorgehen.

Weitere durch Streß bewirkte Zustände sind diejenigen, bei denen ernsthaftere Krankheiten nachgeahmt werden. »Symptome, die eine ernsthafte neurologische Krankheit vermuten lassen, finden sich häufig bei Patienten, die unter Beklemmungszuständen oder Depressionen leiden, die ganz oder teilweise auf Streß zurückgehen«, schreibt Dr. Richard Godwin Austin, beratender Neurologe am Nottingham General Hospital. »Das häufigste Beispiel in der neurologischen Ambulanz ist der Patient, der seit kurzem unter Kopfschmerzen leidet ... Unter physischem oder psychologischem Streß stehende Patienten entwickeln häufig Druckkopfschmerzen. Das kann im Zusammenhang mit einer depressiven Reaktion geschehen, mit Symptomen von Unruhe oder Phobie. Der Kopfschmerz zeigt oft keinerlei Reaktion auf einfache Schmerzmittel.«

Die Forschung hat sich auch eingehend mit dem Zusammenhang zwischen Streß und Krebs beschäftigt. Der deutsche Wissenschaftler Dr. W.

Herberger hat festgestellt, daß chronischer Ärger, Enttäuschung, Angst und die Unfähigkeit, mit Schicksalsschlägen fertigzuwerden, oft eine Rolle bei der Entstehung von Krebs spielen. Es steht fest, daß die Mehrheit der Krebskranken eine Neigung zeigt, über vergangenen Schicksalsschlägen, seien sie real oder eingebildet, zu brüten, und nur wenig Sinn für die Zukunft hat. Dr. Hans Moolenburg, ein bekannter holländischer Arzt, hat Krebspatienten als Menschen beschrieben, die »vom Schicksal arg gebeutelt« wurden. Weiterhin wurde festgestellt, daß in Großbritannien, wo sechs von zehn Angehörigen der Bevölkerung sich irgendwie zu einem Glauben an Gott oder ein anderes geistiges Wesen bekennen, neun von zehn Krebspatienten keinen solchen Glauben hatten. Krebs ließe sich daher zum Teil als »spirituelle Mangelkrankheit« bezeichnen.

Carl Simonton, M. D., ist einer der führenden Forscher der Welt auf dem Gebiet der Wirkungen des Geistes auf Krebsentstehung und Genesung von Krebs. Er schreibt[1]: »Wenn ich zusammenfasse, was ich aus der Literatur und aus meiner eigenen vierjährigen Erfahrung auf diesen Gebieten als die wichtigsten Punkte betrachte, besteht der entscheidendste Einzelfaktor, den ich als prädisponierend für die tatsächliche Entwicklung der Krankheit finden konnte, in dem sechs bis achtzehn Monate vor der Diagnose aufgetretenen Verlust eines geliebten Objekts. Das ist in verschiedenen langfristigen Studien gut dokumentiert. Bedeutsam dabei ist nun die Tatsache, daß offensichtlich nicht jeder, der einen ernsthaften Verlust erleidet, wie beispielsweise den Verlust des Ehepartners oder eines Kindes, eine bösartige oder andere ernsthafte Krankheit entwickelt. Das ist nur *ein* Faktor. Der Verlust, ob real oder eingebildet, muß sehr bedeutsam sein; und noch wichtiger ist das Gefühl, das er im Patienten hervorruft. Der Verlust wie auch die Reaktion auf den Verlust müssen so beschaffen sein, daß es zu einem Gefühl der Hilflosigkeit und Hoffnungslosigkeit kommt. Es handelt sich daher um mehr als einen Verlust – es ist der Höhepunkt in der Lebensgeschichte des Patienten. Und der ist ebenfalls in der Literatur gut definiert.

Die Persönlichkeit des Krebspatienten

Ich glaube, die Ergebnisse der Untersuchung »Type-A Behaviour and Your Heart« (Friedman und Rosenman, 1975) zeigen deutlich, daß bei der

---

[1] »Belief Systems and Management of the Emotional Aspects of Malignancy« in: Holistic Health Handbook, 1978

Entstehung von Herzkrankheiten die Lebensgeschichte eine Rolle spielt, und ich glaube weiterhin, daß wir, wenn wir weitersuchen, prädisponierende Faktoren in der Entstehung aller Krankheiten finden. Die folgenden (negativen) Persönlichkeitsmerkmale des Krebspatienten werden übereinstimmend als prädisponierende Faktoren angesehen:

1. Starke Neigung zu Groll und ausgeprägte Unfähigkeit, zu vergeben.

2. Neigung zu Selbstmitleid.

3. Gering ausgeprägte Fähigkeit, tiefgehende, langfristige Beziehungen aufzubauen und aufrechtzuerhalten.

4. Sehr geringschätzige Meinung von sich selbst.«

Wie wir noch im letzten Kapitel über die heilende Kraft des Geistes sehen werden, ist die einfache Maßnahme der tiefen Entspannung und positiven geistigen Einbildung für Krebspatienten enorm hilfreich gewesen. Streß ist zweifellos ein wesentlicher Faktor bei vielen chronischen und akuten Erkrankungen, und wenn dem so ist, sollte sich jeder intelligente Mensch vorstellen können, daß eine Aufhebung streßbelasteter Einflüsse eine beträchtliche Hilfe dabei ist, die Gesundheit wiederherzustellen. Noch deutlicher ist die Tatsache, daß die Vorbeugung gegen Krankheit stark verbessert wird, wenn man sich dieser Dinge bewußt wird und in Verbindung mit einem allgemeinen Anti-Streß-Programm die Streßfaktoren reduziert und ausschaltet.

Es gibt eine Theorie, nach der die Einstellungsweisen und psychologischen Verhaltensmuster des Individuums bestimmen, welche Formen eine Krankheit annimmt. Die folgenden Beispiele stammen aus der Studie »Specific Relations of Attitude to Psychological Change« von P. T. und F. K. Graham, University of Wisconsin Medical School, 1961:

Symptom	Einstellung
Übelkeit und Erbrechen	Der Betreffende hat das Gefühl, daß etwas Falsches geschehen ist, und fühlt sich dafür verantwortlich. Er wünscht, es wäre nicht passiert, ist betrübt, daß es passiert ist, und wünscht, er könnte es ungeschehen machen. Er möchte, daß alles wieder wie vorher ist. Er wünscht, er hätte es nicht getan.

Schuppenflechte	Der Betreffende hat das Gefühl, daß dauernd etwas an ihm nagt und daß er sich damit abfinden muß.
Asthma	Der Betreffende hat das Gefühl, er sei im Regen stehengelassen worden, und möchte die dafür verantwortliche Person oder Situation ausschalten. Er fühlt sich ungeliebt, zurückgestoßen, nicht anerkannt, ausgeschlossen, und möchte sich mit der Person oder Situation nicht befassen. Er möchte sie aus der Welt schaffen und nichts mit ihnen zu tun haben.
Ekzem	Der Betreffende hat das Gefühl, daß er enttäuscht wird und nichts dagegen unternehmen kann. Er fühlt sich behindert, blockiert, daran gehindert, etwas zu tun; er fühlt sich nicht in der Lage, darauf hinzuwirken, daß man ihn versteht.
Verstopfung	Der Betreffende hat das Gefühl, er sei in einer Lage, die nichts einbringt, macht aber grimmig weiter. Er ist der Meinung, daß es niemals besser wird, daß er aber weitermachen muß.
Migräne	Der Betreffende hat das Gefühl, es müsse etwas geleistet werden, und entspannt sich nach der Anstrengung. Er muß etwas erreichen, treibt sich selbst an, kämpft. Er muß die Dinge hinter sich bringen. Wenn das Ziel erreicht ist, läßt er nach und treibt sich nicht länger selbst.
Rheumatische Arthritis	Der Betreffende fühlt sich angebunden und möchte freikommen. Er fühlt sich unterdrückt, eingeschränkt, beengt, und möchte sich frei bewegen können.
Durchfall	Der Betreffende sieht sich mit einer bedeutenden Aufgabe konfrontiert und wünscht, sie wäre erledigt. Er wünscht, bevorstehende Ereignisse lägen hinter ihm.

(Die vollständige Aufstellung ist enthalten in »Health for the Whole Person«, Westview Press, Boulder Co., 1981)

Die Art und Weise, in der Streß die Gesundheit beeinflußt, hat noch eine andere Dimension: Hinweise findet man darüber in den Arbeiten von Prof. Irvin Korr, der sich in den vergangenen vierzig Jahren mit Funktionsstörungen von Rückenmarksabschnitten als Teil des »Organisators« von Krankheitsverläufen beschäftigt hat. Psychologischer oder emotioneller Streß kann zu ausgeprägten Veränderungen im Muskel-Skelett-System führen und damit die Körperfunktionen insgesamt tiefgehend beeinflussen. Alle emotionellen Veränderungen spiegeln sich im Gewebe wider. Haltungen wie Wut oder Furcht und Stimmungen wie Aufregung oder Niedergeschlagenheit erzeugen Muskelhaltungen und -zusammenspiel. Außerdem besteht eine enge Verbindung zwischen gewohnheitsmäßiger Haltung und psychologischen Einstellungsweisen und Zuständen.

Viele Haltungen und Defensivspannungen entstehen aus Beklemmung und Streß. Wenn dieser Zustand anhält und sich wiederholt, finden in den Weichgeweben Verengungen und Änderungen statt. Wenn diese sich nicht lösen, manifestieren sie sich und werden zu einer Quelle von Schmerz und weiterem Streß. Die Fähigkeit zur Entspannung geht häufig verloren, und darauf folgt ein merklicher Verlust an nervlicher Energie.

Haben Sie jemals das Sonnenlicht durch ein Vergrößerungsglas fallen lassen, um die Wärme auf einen nadelspitzengroßen Punkt zu konzentrieren? Wenn in dieser Metapher der Streß mit seinen tausendfachen Erscheinungsformen durch das Sonnenlicht repräsentiert wird, dann stellt das Vergrößerungsglas das Nervensystem dar. Beide Aspekte dieses Phänomens verdienen Beachtung, einmal die Streßfaktoren, die vermieden oder verringert werden sollten, zum anderen die körperlichen Systeme, die auf Streß reagieren, und hier insbesondere das Nervensystem, von dem es großenteils abhängt, wie der Körper mit dem Streß fertig wird. Es gibt keine zwei Menschen, die auf Streß in der gleichen Weise reagieren. Selbst unter identischen Bedingungen variieren sowohl die Reaktionen als auch die Auswirkungen. Es ist zwar wichtig zu wissen, was Streß ist und wie der Körper im allgemeinen darauf reagiert, aber man muß dabei auch das Individuum berücksichtigen, das dem Streß ausgesetzt ist und dessen einzigartige Charakteristika das Endergebnis bestimmen.

Warum bekommt der eine ein Magengeschwür, ein anderer Diabetes und ein dritter Bluthochdruck? All diese Zustände könnten das offensichtliche Ergebnis gleicher Streßformen sein. Daraus geht hervor, daß die Reaktion des Körpers nicht durch die Streßfaktoren als solche bestimmt wird. Die einzigartige körperliche Verfassung und Geschichte des Individuums sind der bestimmende Faktor für die Entscheidung, welcher Teil des Körpers sich bei einem beliebigen Reiz oder bei Streß anpaßt oder reagiert. Krankheit ist letzten Endes ein Versagen von seiten des Körpers, sich den ihm von der Umwelt, in der er lebt, auferlegten Forderungen anzupassen oder mit ihnen fertigzuwerden. Dazu gehören auch Forderungen streßbelasteter Art, seien sie intern erzeugt oder von außen herangetragen.

Wodurch wird nun festgelegt, welcher Teil des Körpers unter anhaltendem Streß zusammenbricht? Natürlich gibt es da Erbfaktoren, die man berücksichtigen muß. Doch wie bereits gesagt, gibt es einen anderen Haupt->>Organisator<<, dem besonders die Osteopathen große Beachtung schenken. Dabei handelt es sich um das Nervensystem und die Rolle, die dieses System und Funktionsstörungen der Wirbelsäule dabei spielen, in welcher bestimmten Form sich eine Erkrankung bemerkbar macht. Professor Korr hat folgendes bewiesen:

1. In den Wirbelsäulen der meisten Menschen gibt es Bereiche oder Segmente, die auf eine von (wenigstens) drei Arten abnorm oder abweichend sind. Diese Bereiche können überempfindlich gegen Druck, in der Beweglichkeit eingeschränkt oder asymmetrisch (nicht in der richtigen Lage) sein. Solche Veränderungen treten häufig auf, selbst bei augenscheinlich gesunden Menschen.

2. Diese Bereiche können abnorm sein in Hinsicht auf das Ausmaß der Spannung im dort befindlichen Weichgewebe, und die Nerven in solchen Bereichen reagieren auf *jeden* Reiz in abnormer Weise. Als Ergebnis sind einige derjenigen Nervenzellen, die Sinneswahrnehmungen weiterleiten oder unwillkürliche bzw. willkürliche Körperfunktionen steuern, in einem Zustand chronischer Überreizung. Mit anderen Worten, sie reagieren schneller, stärker und länger, als sie sollten, und zwar selbst auf einen leichten Reiz (emotioneller oder physischer Art).

3. Dieser Zustand der Überreaktion manifestiert sich oft in den Gewerben oder Organen, die von diesen Nervenzellen versorgt oder gesteuert werden.

Diese abnorm reagierenden Segmente können das Ergebnis von Verletzung oder haltungsbedingten Belastungen sein, sie können aber auch auf Probleme in einem bestimmten Organ oder System (etwa eine kranke Gallenblase) zurückgehen, das die »Reiz«-Meldungen über die Nerven an die Nervenzentren im Rückenmark leitet, wo lokale Reizungen chronisch werden und Veränderungen im Tonus (Spannungszustand) des lokalen Gewebes verursachen können. Gleich ob die Ursache reflektorischer (vom Organ zum Rückenmark) oder direkter (d. h. biomechanische Veränderungen in der Wirbelsäule selbst) Art ist, das Resultat ist ein überreagierender Abschnitt des Nervensystems. Da das Nervensystem die Anpassungs- und Schutzfunktionen des Körpers organisiert, indem es alle umweltbedingten Schwankungen und Extreme (Temperaturänderungen, vermehrte Aktivität usw.) sowie die Reaktionen auf emotionellen Streß (Alarmreaktionen usw.) auffängt, hat ein solcher Zustand der Überreizbarkeit in einem bestimmten Bereich enorme Konsequenzen, und zwar direkt in diesem Bereich wie auch an weiter entfernten Stellen.

Es kann beispielsweise vorkommen, daß ein Organ, anstatt ausgewogen und gleichmäßig gesteuert zu werden, in einem Zustand nahezu konstanter Über- oder Unterreizung gehalten wird, weil sich die Nervenzentren, die seine Funktion steuern, in diesem Zustand befinden. Ein Bereich, in dem so etwas stattfindet, wird als Segment mit herabgesetzter Reizschwelle bezeichnet (d. h., die Nervenimpulse werden leichter weitergeleitet). Wenn solch ein Segment sich im oberen Bereich der Wirbelsäule befindet, kann es beispielsweise mit Herzfunktionsstörungen einhergehen. In den meisten Fällen von Angina pectoris hat sich ein definitives Bild von krankhaften Veränderungen im Bereich der Wirbelsäule gefunden. Im mittleren Bereich der Wirbelsäule können sich Auswirkungen auf die Verdauungsorgane, z. B. auf Leber oder Bauchspeicheldrüse, einstellen. Dabei darf man aber nicht vergessen, daß zwar der Wirbelsäulenbereich über das Nervensystem eine solche Über- oder Unteraktivität aufrechterhält, daß aber das Problem aus einer Vielzahl von Gründen (Infektion, toxischer Zustand usw.) seine Ursache im Organ selbst haben kann und daß die Reizung im Wirbelsäulenbereich und die daraus folgende Herabsetzung der Reizschwelle sich ursprünglich daraus ergeben haben können.

Wenn Streß zum Leben gehört, dann führen solche Bereiche in der Wirbelsäule, deren Vorhandensein eher die Regel als die Ausnahme ist, zu einer chronischen Überreaktion, und im Endergebnis bedeutet das, daß es zu einer anomalen Funktion des Zielorgans oder -systems kommt. Ohne Behandlung führt das nach einer Weile zur Schädigung und zu Funktionsstörungen des betroffenen Organs und zu Störungen der gesamten Körperfunktion. Mit Hilfe von osteopathischen Methoden kann der Arzt solche Segmente mit herabgesetzter Reizschwelle oder krankhaften Veränderungen schnell feststellen. Mit osteopathischer Behandlung von Wirbelsäule und Gewebe (z. B.

mittels der Neuromuskularmethode) lassen sich diese Bereiche oft normalisieren, doch in chronischen Fällen lassen sich möglicherweise nur begrenzte Verbesserungen erzielen.

Was auch immer an mechanischen, physischen und psychologischen Faktoren mitspielt, es muß jetzt klar sein, daß Streß mehr ist als nur eine lästige Angelegenheit. Im folgenden Kapitel wollen wir uns mit Methoden beschäftigen, das eigene Streßniveau festzustellen, und dann untersuchen wir, wie wir den Streß reduzieren und uns dagegen wappnen können. Denn wenn man es richtig angeht, besteht immer die Möglichkeit, wieder richtig gesund zu werden, und damit die Chance, das Leben voll zu genießen, statt immer wieder auf den unvermeidbaren physischen oder geistigen Kollaps zuzusteuern. Wie können Sie nun feststellen, in welchem Ausmaß Streß Ihre Gesundheit beeinträchtigt? Verwenden Sie die Checklisten im nächsten Kapitel!

3. Welchem Grad an Streß sind Sie ausgesetzt?

Bevor wir uns damit beschäftigen, wie Sie das Maß an Streß in Ihrem Leben reduzieren können, ist es wohl angebracht, festzustellen, wieviel Streß bereits vorhanden ist. Dazu muß sowohl das augenblickliche Maß an kurzfristiger Beklemmung (falls vorhanden) als auch eventuell vorhandene unterschwellige Beängstigung abgeschätzt werden. Ersteres gibt Hinweise darauf, welche Faktoren in Ihrer Einstellung und Ihrem täglichen Leben möglicherweise einer Korrektur bedürfen, und das zweite zeigt einen möglichen Bedarf an professioneller Beratung und Hilfestellung auf. Außerdem sollten Sie auf eine Sammlung von Zeichen und Symptomen achten, um klar und deutlich festzustellen, welcher Streß genau in diesem Augenblick auf Sie einwirkt. Die Aufstellung der »Veränderungen im Leben« auf Seite 13 kann einen Anhaltspunkt dafür bieten, welchem Maß an Streß Sie gegenwärtig ausgesetzt sind. Denken Sie daran, daß eine hohe Punktzahl auf ein hohes Krankheitsrisiko hindeutet, wobei der eigentlich bestimmende Faktor jedoch Sie selbst sind. In diesem Zusammenhang ist die Möglichkeit, daß Streß sich auf Sie auswirkt, größer, wenn Sie sich aufgrund von bestimmten Persönlichkeitsmerkmalen bereits in einem Zustand hochgradiger Erregung befinden. Eine weitere Reihe prädisponierender Faktoren findet sich in der Ernährungsweise, täglichen Gewohnheiten, körperlicher Betätigung usw., und auch diese Dinge lassen sich in gewissem Ausmaß abschätzen, indem Sie die folgenden Checklisten beantworten.

Bei den meisten dieser Listen gibt es keine absolut richtigen oder falschen Antworten. Es geht dabei nur um die Erkenntnis, welche Haltung Sie gegenüber Streß einnehmen sowie welche Fähigkeiten Sie besitzen, eine optimale Gesundheit zu erreichen. Wenn Sie die in späteren Kapiteln gegebenen Ratschläge befolgen, können Sie mit Sicherheit davon ausgehen, daß Sie mehr mit sich zufrieden sind, wenn Sie sich die Checklisten in, sagen wir, sechs Monaten noch einmal vornehmen.

1. Hat der Streß bei Ihnen im Augenblick physische Auswirkungen?

Machen Sie ein Kreuz unter »ja« (+), wenn die Antwort mehr als einmal wöchentlich gilt, unter »manchmal« (±) für mehr als einmal im Monat und unter »nein« (–) bei weniger häufigem Auftreten.

	+	±	–
Haben Sie eine der folgenden Schlafstörungen?			
(a) Einschlafschwierigkeiten			
(b) Häufiges Aufwachen in der Nacht			
(c) Frühes Aufwachen, ohne wieder einschlafen zu können			
Haben Sie sexuelle Schwierigkeiten? (Impotenz, Unlust)			
Finden Sie es schwer, stillzusitzen, ohne herumzuzappeln?			
Haben Sie Kopfschmerzen?			
Kauen Sie auf den Fingernägeln?			
Fühlen Sie sich ungewöhnlich müde?			
Haben Sie häufig Verdauungsstörungen, z. B. Sodbrennen?			
Verlangt es Sie außerhalb der Mahlzeiten nach Essen?			
Haben Sie bei den Mahlzeiten keinen Appetit?			
Ist Ihr Stuhlgang unregelmäßig – mal Verstopfung, mal Durchfall?			
Schwitzen Sie ohne ersichtlichen Grund?			
Haben Sie einen »Tic«, indem Sie beispielsweise wiederholt Ihr Gesicht, Haar, Bart usw. berühren?			
Verspüren Sie häufig Übelkeit?			
Werden Sie ohne ersichtlichen Grund ohnmächtig oder haben Sie zeitweilig Schwindelgefühle?			
Verspüren Sie Atemlosigkeit oder Beklemmung in der Brust, selbst wenn Sie sich nicht verausgaben?			
Weinen Sie oder haben Sie den Wunsch zu weinen?			
Leiden Sie unter hohem Blutdruck?			
Fühlen Sie sich gezwungen, einen Drink zu nehmen, um sich abzureagieren?			
Rauchen Sie, um Ihre Nerven zu beruhigen?			

Wenn Sie auf zwei oder mehr dieser Fragen mit »ja« antworten (zwei »manchmal« entsprechen einem »ja«), dann paßt sich Ihr Körper mit großer Sicherheit gerade an Streß an, und es ist Zeit, entsprechende Schritte zu unternehmen. Wenn keine organische Krankheit vorliegt, lassen sich all diese

Symptome mit Hilfe der in den folgenden Kapiteln aufgezeigten Methoden beseitigen.

Anmerkung: Einige der obigen Symptome können andere (z. B. ernährungsbedingte) Ursachen haben, aber normalerweise sind diese mit Streßfaktoren kombiniert.

2. Hat der Streß bei Ihnen im Augenblick geistige Auswirkungen?

	+	±	–
Haben Sie kein Interesse am Leben?			
Fühlen Sie sich hilflos und unfähig, mit dem Leben fertigzuwerden?			
Sind Sie ohne ersichtlichen Grund reizbar?			
Stellen Sie häufig fest, daß Sie sich vor Krankheit fürchten?			
Fühlen Sie sich selbst als Versager?			
Hassen Sie sich selbst?			
Finden Sie es schwierig, sich zu etwas aufzuraffen?			
Ist es schwierig für Sie, Ihre wahren Gefühle zu zeigen?			
Sind Sie an anderen Menschen nicht interessiert?			
Verspüren Sie unterdrückten Ärger oder Zorn?			
Meinen Sie, daß sich Ihr Aussehen zum schlechteren geändert hat?			
Ist es schwer für Sie, sich zu entspannen und zu lachen?			
Fühlen Sie sich selbst als Objekt von Abneigung und Animosität anderer Menschen?			
Kommen Sie sich mißachtet oder fallengelassen vor?			
Haben Sie das Gefühl, Sie hätten in Ihrer Rolle als Elternteil, Ehegatte oder Kind versagt?			
Haben Sie Angst vor dem, was die Zukunft bringen könnte?			
Haben Sie das Gefühl, daß niemand Sie versteht?			
Haben Sie das Gefühl, Sie seien isoliert und es sei niemand da, dem Sie sich zuwenden können?			
Haben Sie Konzentrationsschwierigkeiten?			
Finden Sie es schwierig, eine Arbeit ordentlich zu beenden, bevor Sie sich der nächsten zuwenden?			
Haben Sie Angst vor geschlossenen oder offenen Räumen?			
Fühlen sie sich unwohl, wenn Sie jemanden berühren oder selbst berührt werden?			

Wenn Sie drei oder mehr dieser Fragen bejahen (zwei »manchmal« entsprechen einem »ja«), stehen Sie wahrscheinlich emotionell unter Streß, und es sollten die in den folgenden Kapiteln aufgezeigten Maßnahmen getroffen werden. Betrachten Sie diese Zeichen als Warnung und als Herausforderung, der Sie durch persönliches Bemühen begegnen müssen. Wenn Sie auf beiden Checklisten zusammen fünf oder mehr Fragen mit »ja« beantwortet haben, könnte es ratsam sein, ärztliche Hilfe in Anspruch zu nehmen und sich mit den gesundheitsverbessernden, den streßreduzierenden und den Anti-Streß-Programmen zu beschäftigen.

Checkliste »Tendenz zu Beklemmung«

Sie haben vielleicht auf den vorhergehenen Checklisten relativ gut abgeschnitten und können trotzdem eine Tendenz zu künftigen Problemen haben. Die folgende gekürzte Selbstbewertungstabelle zur Feststellung von Beklemmungseigenschaften stammt von Dr. Charles Spielberger, Professor für Psychologie an der University of South Florida:
»Lesen Sie die einzelnen Aussagen und machen Sie dann einen Kreis um diejenige Zahl, die Ihr allgemeines Gefühl wiedergibt. Es gibt keine richtigen oder falschen Antworten. Verwenden Sie auf die einzelnen Aussagen nicht zu viel Zeit, sondern antworten Sie so, wie es Ihrem allgemeinen Empfinden zu entsprechen scheint. Ihre Gesamtpunktzahl ergibt sich aus der Addition der acht mit einem Kreis versehenen Zahlen.

	fast nie	manch- mal	oft	fast immer
Ich fühle mich nervös und ruhelos	1	2	3	4
Ich bin mit mir selbst zufrieden	4	3	2	1
Ich habe das Gefühl, daß sich die Schwierigkeiten dermaßen häufen, daß ich sie nicht bewältigen kann	1	2	3	4
Ich fühle mich als Versager	1	2	3	4
Ich habe beunruhigende Gedanken	1	2	3	4
Ich habe kein Selbstvertrauen	1	2	3	4
Ich fühle mich sicher	4	3	2	1
Ich mache mir zu viele Gedanken über etwas, das eigentlich unwichtig ist	1	2	3	4

Nur fünf Prozent der Bevölkerung haben zehn oder weniger Punkte. Die Hälfte der Bevölkerung liegt bei etwa fünfzehn. Nur fünf Prozent erreichen mehr als zwanzig Punkte.«

Damit haben Sie einen Anhaltspunkt dafür, ob Ihre gegenwärtige Einstellungsweise zu einer streßbelasteten Zukunft beiträgt. Mit den Ratschlägen und Übungen in den folgenden Kapiteln sollten Sie in der Lage sein, Ihre Punktzahl drastisch zu reduzieren, wenn Sie sich sorgfältig ein paar Monate lang damit befassen. Dieser und die vorangegangenen Tests sollten als Mittel dienen, den Erfolg Ihres Selbsthilfeprogramms zu messen.

Checkliste »Persönlichkeitstyp A und B«

Dr. Meyer Friedman und Dr. Ray Rosenmann haben festgestellt, daß bestimmte Persönlichkeitstypen anfälliger für Erkrankungen der Herzkranzgefäße sind und daß diese Typen ihr Verhalten ändern und dadurch ihre Neigung zu solchen Erkrankungen verringern können.

Typ A ist dreimal so anfällig für Herzanfälle wie Typ B. Wenn die Hälfte oder mehr der Eigenschaften von Typ A auf Sie zutreffen, dann gehören Sie in diese Kategorie und sollten ernsthaft daran denken, Ihre Verhaltensmuster und Ihren Lebensstil zu ändern. Auch nur drei oder vier Typ-A-Eigenschaften weisen auf einen gewissen Streß hin und sollten modifiziert werden.

Typ A	*Typ B*
Sehr kämpferisch	Nicht kämpferisch (Arbeit/Spiel)
Starke, kraftvolle Persönlichkeit	Unbeschwert oder zurückhaltend
Erledigt Angelegenheiten schnell	Methodisch oder langsam
Strebt nach Beförderung oder sozialem Aufstieg	Zufrieden mit der gegenwärtigen beruflichen oder sozialen Position
Möchte offentliche Anerkennung	Kein Verlangen nach Anerkennung
Regt sich schnell über Vorfälle oder andere Menschen auf	Regt sich kaum auf
Ruhelos, wenn nicht aktiv	Genießt Zeiten des Nichtstuns
Spricht schnell	Spricht langsam
Scheint aufzublühen, wenn er mehrere Sachen gleichzeitig erledigen kann	Ist am glücklichsten mit einer Sache zur Zeit

Typ A	*Typ B*
Geht, gestikuliert und ißt schnell	Geht, gestikuliert und ißt ohne Eile
Ungeduldig bei jeder Verzögerung	Geduldig und gelassen bei Verzögerungen
Sehr zeitbewußt; freut sich, wenn Termine einzuhalten sind	Nicht zeitbewußt; ignoriert Termine
Kommt immer pünktlich	Verspätet sich oft
Angespannte Gesichtsmuskeln und oft geballte Fäuste	Entspannte Gesichtsmuskeln, ballt die Fäuste nicht

Eine Modifizierung erfolgt dadurch, daß man eine bestimmte Eigenschaft wählt und bewußt versucht, die ihr entgegengesetzte Typ-B-Eigenschaft zu kopieren. Ein schneller Esser sollte sich beispielsweise mehr Zeit zum Essen nehmen und langsamer kauen, bis es ihm zur Gewohnheit wird. Eine nach der anderen können alle Typ-A-Handlungsweisen abgebaut oder sogar vollständig geändert werden.

Checkliste »Ernährung«

Mit dieser Liste soll festgestellt werden, ob Sie sich hinreichend darüber klar sind, was in Hinsicht auf die Ernährung wünschenswert ist und was nicht. Richtlinien zu einer »Anti-Streß«-Ernährung folgen dann im nächsten Kapitel.

Prüfen Sie jetzt erst einmal Ihre Eßgewohnheiten, indem Sie ankreuzen: »Ja« (+) für täglich, »manchmal« (±) für höchstens einmal wöchentlich und »nein« (–) für weniger als einmal pro Woche.

	+	±	–
Essen Sie Produkte aus raffiniertem (d. h. weißem) Mehl?			
Verwenden Sie Zucker (jeglicher Farbe)?			
Trinken Sie Tee, Kaffee, Schokolade oder Kola-Getränke?			
Trinken Sie mehr Alkohol, als in 1 1/2 Glas Wein oder etwa 0,5 l Bier pro Tag enthalten ist?			
Essen Sie Nahrungsmittel, die chemische Zusätze enthalten (Farbstoff, Aromastoff etc.)?			
Lassen Sie Mahlzeiten aus?			
Naschen Sie zwischen den Mahlzeiten?			
Essen Sie mehr als 175 g tierisches Eiweiß pro Tag?			

	+	±	−
Verwenden Sie Fertiggerichte, z. B. Kartoffelbrei aus Pulver, TV-Snacks oder Dosengerichte?			
Salzen Sie ihr Essen?			
Essen Sie gebratene oder stark gewürzte Gerichte?			
Essen Sie fettes Fleisch, geräucherte oder konservierte Nahrung?			
Essen Sie frisches Obst?			
Essen Sie Salat?			
Bestehen Sie auf frischem Gemüse?			
Verwenden Sie Kräuter zum Würzen?			
Achten Sie auf ausreichend Faserstoffe in Ihrer Nahrung?			
Essen Sie Vollkornprodukte (wie braunen Reis und Brot aus Vollweizenmehl)?			
Trinken Sie Kräutertee?			
Nehmen Sie Multivitamin- oder Multimineralpräparate?			
Essen Sie nicht-tierisches Eiweiß wie Samen, Nüsse, Hülsenfrüchte?			
Frühstücken Sie?			
Essen Sie Naturjoghurt?			
Glauben Sie, daß das, was Sie essen, größere Auswirkungen zum Guten oder Schlechten auf Ihre Gesundheit hat?			

Die ersten zwölf Fragen sollten mit »nein« beantwortet werden, die zweiten zwölf mit »ja« oder »manchmal«. Wenn Sie Ihre Eßgewohnheiten dahingehend ändern, daß sich diese Antworten ergeben, verbessern Sie drastisch die Fähigkeit Ihres Körpers, mit Streß fertig zu werden und bei besserer Gesundheit zu bleiben.

Checkliste »Mangelerscheinungen«

Prüfen Sie sich auf die folgenden Anzeichen, um festzustellen, ob Ihnen bestimmte Nahrungsstubstanzen fehlen:

	+	±	−
Sind Ihre Nägel zerfurcht?			
Brechen Ihre Nägel leicht?			
Haben Sie weiße Stellen auf Ihren Nägeln?			
Blutet Ihr Zahnfleisch beim Zähneputzen?			

	+	±	–
Bekommen Sie häufig eitrige Stellen im Mund?			
Weist Ihre Haut Dehnungsstellen auf?			
Werden Sie durch starkes Licht irritiert?			
Werden Ihre Mundwinkel rissig?			
Sind Ihre Augen, Ihr Mund oder Ihre Nase trocken?			
Haben Sie ihren Geschmacks- oder Geruchssinn verloren?			
Bekommen Sie Krämpfe?			
Ist Ihre Haut schuppig?			
Haben Sie einen starken Körpergeruch?			
Haben Sie Schweißfüße?			
Bekommen Sie leicht blaue Flecken?			
Erinnern Sie sich beim Aufwachen an Ihre Träume?			

All das *kann* auf Ernährungsmängel zurückgehen – es kann aber natürlich auch andere Gründe haben. Wenn Sie mehrere Fragen bejahen, leiden Sie wahrscheinlich unter einem klinischen Mangel an einer oder mehreren Substanzen. Es ist beachtenswert, daß der Körper alle in der Nahrung enthaltenen Substanzen (Vitamine, Mineralstoffe, Enzyme, Spurenelemente usw.) braucht, wenn er optimal funktionieren soll. Jeder Mangel wirkt sich auf alle Körpersysteme und -funktionen aus.

Checkliste »Lebensstil und körperliche Betätigung«

Ratschläge zu diesem Aspekt des Gesundbleibens und der Streßreduzierung finden sich in den folgenden Kapiteln. Diese Checkliste soll als Mittel dienen, mit dem Sie sich erwünschte und unerwünschte Gewohnheiten des täglichen Lebens deutlicher vor Augen führen können.

	+	±	–
Arbeiten Sie mehr als $5^1/2$ Tage pro Woche?			
Arbeiten Sie mehr als 10 Stunden pro Arbeitstag?			
Nehmen Sie sich weniger als $^1/2$ Std. für jede Hauptmahlzeit?			
Essen Sie schnell und kauen nicht sorgfältig?			
Rauchen Sie?			
Bekommen Sie weniger als 7 Stunden Schlaf pro Nacht?			
Hören Sie entspannende Musik?			
Machen Sie täglich Entspannungs- oder Meditationsübungen?			

	+	±	−
Betätigen Sie sich wöchentlich 3 × für 30 Minuten körperlich?			
Haben Sie ein kreatives Hobby (Gärtnern, Malen usw.)?			
Betreiben Sie einen Hobby-Sport (Wandern, Schwimmen)?			
oder machen regelmäßig Yoga oder Gymnastik?			
Versuchen Sie am Tag eine kurze Ruhepause einzulegen?			
Bekommen Sie regelmäßig Massage oder osteopathische Behandlung?			
Verbringen Sie täglich 1/2 Std. bei Tageslicht im Freien?			

Die ersten sechs Antworten sollten »nein« lauten, jedes »ja« bedeutet, daß etwas geändert werden muß. Die folgenden Fragen sollten mit »ja« beantwortet werden; hier sollte bei jedem »nein« etwas geändert werden.

Mit den im nächsten Kapitel vorgeschlagenen Veränderungen sollen negative Gewohnheiten und Verhaltensmuster modifiziert und die gesamte funktionelle Fähigkeit des Körpers, mit Streß fertig zu werden, verbessert werden. Wie schon angedeutet, ist für einige dieser Veränderungen der feste Entschluß erforderlich, tiefsitzende Einstellungsweisen zu ändern. Die Checklisten dürften dem Leser schon einige Wege aufgezeigt haben, was er tun muß, um das gewünschte Ziel, d. h. eine Reform der Ernährungsweise und vermehrtes Achten auf körperliche Betätigung, zu erreichen.

In späteren Kapiteln werden dann Entspannungs- und Meditationstechniken aufgezeigt, die, wenn sie zu den anderen Veränderungen hinzukommen, Geist und Körper wirklich revolutionieren werden. Wirkliche Gesundheit ist selten heutzutage und gleichzeitig unser aller letztendliches Ziel, denn mit einem gesunden Körper haben wir die Gelegenheit, uns den größten Wunsch des Menschen zu erfüllen, nämlich, glücklich und zufrieden zu sein.

Woran erkennt man aber, daß man bei streßfreier guter Gesundheit ist? Nun, vielleicht unter anderem daran, daß man fest schläft und erfrischt aufwacht, daß man einen gesunden Appetit und grenzenlose Energie hat, daß keine offensichtlichen Gesundheitsprobleme oder Schmerzen vorhanden sind, daß man klar denken und sich konzentrieren kann, daß man sich einer auf beiden Seiten zufriedenstellenden emotionellen Beziehung erfreut und daß man mit Optimismus für die Zukunft das Leben genießt. Ich glaube, den meisten Menschen würde ein solcher Zustand gefallen – mit Sicherheit ist er die Mühe wert, ihn zu erreichen zu versuchen.

4. Wappnen Sie sich gegen Streß

Der einzelne sollte all diejenigen Aspekte seines Lebens, die einigermaßen seiner Kontrolle unterliegen, untersuchen und, wo wünschenswert, berichtigen, um erstens den Streß auf ein Mindestmaß zu reduzieren und zweitens das gesundheitliche Niveau anzuheben. Unter Berücksichtigung dieser beiden Ziele untersuche ich in diesem Kapitel die folgenden Faktoren:

1. Ernährung
2. Körperliche Bewegung
3. Atmung
4. Schlaf
5. Umwelt
6. Lebensstil
7. Einstellungsweisen und Überzeugungen
8. Rolle der Psychotherapie

1. Ernährung

Ein gut genährter Körper arbeitet wirkungsvoller als einer, der nicht gut genährt ist. Ein gut genährter Körper kann sich besser gegen Streß behaupten als einer, der nicht gut genährt ist. Die Mehrheit der Menschen in den industrialisierten Ländern ist nicht gut ernährt. Es gibt sogar zunehmend Beweise dafür, daß den meisten Menschen – in allen sozialen Schichten – ein oder mehrere Elemente der Nahrung fehlen. Eine Reihe von Untersuchungen in Großbritannien und den USA beweist eindeutig, daß die sogenannte ausgewogene Kost, in der alle wesentlichen Elemente enthalten sein sollen (Eiweiß, Mineralstoffe, Vitamine usw.), größtenteils ein Mythos ist.

Im Jahre 1980 führte die Bateman-Organisation in Großbritannien eine großangelegte Untersuchung der Eßgewohnheiten durch. Das Resultat zeigte, daß nur fünfzehn Prozent der Befragten eine Kost zu sich nahmen, die gerade die vom Gesundheitsministerium empfohlenen Mindestanforderungen erfüllte. In den USA führten Dr. Ringsdorf und Dr. Cheraskin an der Alabama School of Dentistry eine Untersuchung an 860 Patienten durch, und zwar mit dem Ergebnis, daß etwa die Hälfte an Vitamin-C-Mangel litt und daß 6,6 Prozent überhaupt kein Vitamin C im Blut aufwiesen. Bei einer weiteren Untersuchung von 120 willkürlich ausgewählten Patienten am Jersey City Medical Centre zeigte sich bei 88 Prozent ein signifikanter Mangel an wenigstens einem Vitamin und bei 63 Prozent ein Mangel an zwei oder mehr Vitaminen. Dr. Geoffrey Taylor stellte in einem im Januar 1982 im angesehen »Time Health Supplement« erschienenen Artikel fest, daß »sich bei 20 Prozent der älteren Ambulanzpatienten, bei 46 Prozent der Patienten mit schweren chronischen Erkrankungen und bei 50 Prozent der älteren Heimbewohner Vitamin-C-Spiegel zeigten, bei denen Skorbut auftritt.«

In der breiten Öffentlichkeit besteht die Annahme, daß die normale ausgewogene Kost alles enthält, was der Körper benötigt, um gesund zu bleiben. Selbst wenn gewisse Kenntnisse in Ernährungsfragen vorhanden sind (und das gilt nur für eine Minderheit), arbeiten doch die heutigen Praktiken in Landwirtschaft und Handel gegen eine Kost, die tatsächlich diejenigen Stoffe enthält, die sie enthalten soll. Der Verlust an Nährstoffen beginnt bereits im Boden, da aufgrund von kontinuierlichen starken Kunstdüngergaben und Überproduktion viele Felder einen Mangel an Spurenelementen und Elementen wie beispielsweise Zink aufweisen. Dieser Mangel überträgt sich dann auf die Pflanzen. Weitere Vitamine und Mineralstoffe gehen zwischen Ernte und Verzehr verloren, und zwar besonders, wenn die Lebensmittel in irgendeiner Form verarbeitet werden. Die Eßgewohnheiten der Zivilisation mit dem enormen Verbrauchszuwachs bei raffinierten Kohlenhydraten und Zucker haben der Bevölkerung die komplexen Kohlenhydrate mit ihren wichtigen Nährstoffen genommen.

Wer viel Zucker zu sich nimmt, erhält zwar viele Kalorien, aber keine Nährstoffe. Das kann zu dem als Hypoglykämie (niedriger Blutzuckerspiegel) bezeichneten Zustand führen, bei dem das Pendel von Stimmung und Verhalten weite Ausschläge nach beiden Seiten zeigt. Charakteristische Symptome dieses Zustands sind unter anderem Reizbarkeit, Müdigkeit und Schwindelgefühle. Bei niedrigem Blutzuckerspiegel zeigt der Betroffene unvorhersehbare Reaktionen auf externe Streßfaktoren und erzeugt wegen des übermäßigen Gefühls der Nervosität eher emotionellen Streß.

Industriegesellschaften schaffen Umweltbedingungen, bei denen es unvermeidlich zu Wasser- und Luftverschmutzung kommt, und als Folge davon zur Aufnahme giftiger Schwermetalle wie Blei, Cadmium und Aluminium durch die Bevölkerung. All diese sowie weitere Faktoren können dazu führen, daß der Einzelne sich nicht auf der Höhe fühlt. Abgesehen von Gefühlen, macht jeder Nährstoffmangel den Körper weniger widerstandsfähig gegen Streß. Ein wesentlicher Nährstoff, der in einer »Zivilisations«-Kost häufig fehlt, ist Zink. Dr. Carl Pfeiffer stellt in seinem Buch »Zinc and Other Micronutrients« fest, daß ein Mangel an Zink unter anderem zu Verhaltensänderungen und Konfusion führt. Unter Streß wird mehr Zink als normal ausgeschieden, so daß sich solche Symptome im folgenden verschlimmern. In ihrem Buch »Psychodietetics« (Bantam 1976) zeigen E. Cheraskin und W. Ringsdorf weitere Beispiele für das Verhältnis zwischen herkömmlichen Mangelerscheinungen und Streß.

Relativ wenige Menschen leiden unter den leicht zu diagnostizierenden ernährungsbedingten Unpäßlichkeiten. Die Mehrheit schleppt sich durch den Nebel zwischen dem Tageslicht optimaler Gesundheit und der Dunkelheit absoluter Krankheit und versucht, mit dem unterschiedlichen Maß an geistiger Entkräftung fertig zu werden.

Man wird nicht »plötzlich verrückt«, obgleich es so aussehen mag. Nur Knochen brechen unter einem heftigen Schlag. Vor einem emotionellen Zusammenbruch ist das chemische Ungleichgewicht nach und nach schlimmer geworden. Der Patient ist zunehmend ängstlich geworden und hat zusästzliche physische und emotionelle Symptome gezeigt, die so vielfältig sind, daß sie sich einer physischen Diagnose versagen, aber ausgezeichnet in das Wörterbuch der Psychiatrie passen.

Etwa fünf Prozent der Bevölkerung leiden unter dem, was die Psychiater eine Angstneurose nennen. Typische Symptome sind Nervosität, übersteigerte Furcht, Schlafstörungen, allgemeines starkes Gefühl bevorstehenden Unheils, Appetitverlust.

Dr. John Wozny, Psychiater an der University of Alberta, hat festgestellt, daß eine Calzium-Therapie bei den Angstgeplagten Wunder wirkt. Eine seiner Patientinnen, dreizehn Jahre alt und mit einer langen Geschichte emotioneller Beschwerden, war ein reines Nervenbündel. Angespannt und ohne Freunde, gequält von morbiden Ängsten, fürchtete sie sich besonders vor den Prüfungstagen in der Schule. Andere Psychiater hatten diese Symptome einer unsicheren Atmosphäre in der Familie zugeschrieben.

Dr. Wozny untersuchte auf ernährungsbedingte Störungen hin und empfahl eine Kost mit hohem Calziumanteil. Dreiundzwanzig Tage später hatte das Mädchen seine Ängste und Beklemmungen überwunden, konnte nachts durchschlafen und zeigte einschneidende Besserung in der Schule.

Bei Angstneurosen wie auch vielen anderen emotionellen Schwierigkeiten spielt Vitaminmangel eine wichtige Rolle. Neueste Forschungsarbeiten haben gezeigt, daß Schulkinder mit schlechtem Appetit, langsamem Wachstum und subnormalem Geschmacks- und Geruchssinn unter Zinkmangel leiden.

Zinkmangel kommt häufiger vor, als man annimmt. Lebensmittelraffinierung und Böden, deren Zinkvorrat erschöpft ist, führen dazu, daß auch Pflanzen, Obst, Gemüse, Korn und Tiere kaum noch Zink enthalten. Zinkzusätze zum Essen sowie Multivitamin- und Multimineralpräparate mit Zink sind die eine Antwort auf das Problem. Nahrung aus dem Meer, insbesondere Hering, Austern und Sardinen, ist sehr zinkreich. Auch Nüsse und Samen bilden gute Quellen für Zink.

Wie mit Zink, so ist es auch mit Magnesium. Mangelerscheinungen sind keine Seltenheit mehr. Magnesium ist lebenswichtig für die Leitfähigkeit der Nerven, für die Muskelkontraktion und für die Übermittlung von Impulsen im gesamten Nervensystem. Dr. Willard A. Krehl von der University of Iowa stellte bei der Untersuchung einer Patientengruppe mit leichtem Magnesiummangel fest, daß 22 Prozent Konvulsionen hatten; 44 Prozent litten unter Halluzinationen, 78 Prozent zeigten geistige Verwirrung, 83 Prozent waren desorientiert . . . und 100 Prozent waren schreckhaft und erschraken bei jeder unerwarteten Bewegung oder jedem unerwarteten Geräusch.

Diese Beispiele sollten uns eine Hilfe dabei sein, zu erkennen, daß *ein* Faktor, der unserer Kontrolle unterliegt, nämlich das Essen, beträchtlich die Fähigkeit des Körpers zur Streßbewältigung verbessern und zu einem höheren Niveau bei Körperfunktion und Wohlergehen beitragen kann. Das Gegenteil stimmt natürlich auch, d. h., durch unausgewogenes Essen wird das gesundheitliche Niveau reduziert, und der Streß richtet eher Schaden an. Man könnte ohne weiteres sagen, daß schlechte Ernährung der »Hauptstreßfaktor« ist.

Die folgenden Symptome deuten im allgemeinen auf einen Mangel an Vitaminen bzw. Mineralstoffen hin (es gibt noch viele andere Symptome):

Zunge und Innenseite der Lippen sind hellrot anstatt rosa;
Mundwinkel sind rissig;
Haut schuppt sich an den Nasenflügeln;
Nägel sind zerfurcht, spröde oder weich;
Zahnfleisch schwindet und blutet beim Bürsten;
Änderungen der Hauttextur wie etwa Trockenheit mit einer Tendenz zu Rissen und Schuppen insbesondere an Oberschenkeln und Unterbauch;

lebloses dünnes Haar mit Neigung zu Schuppenbildung;
innen angeschwollene Unterschenkel und Knöchel;
schnelles Auftreten blauer Flecke;
geringe Vitalität, apathisch und lustlos;
langsam heilende Abschürfungen und Schnitte;
weiße Stellen auf den Nägeln;
schlechtes Erinnerungsvermögen an Träume;
Neigung zu Dehnungsstellen in der Haut.

Folgendes Essensschema wird empfohlen, um eine ausgewogene Ernährung sicherzustellen: 50 Prozent oder mehr der Nahrung sollte aus Rohkost wie Salat, Obst, Samen, Nüssen und Getreidemischungen bestehen. Eine der Hauptmahlzeiten sollte ein Essen auf Salatbasis mit Vollweizenbrot oder eine Pellkartoffel mit Käse sein. Die andere Hauptmahlzeit sollte 100–150 g tierisches oder pflanzliches Eiweiß und zusätzliches Gemüse umfassen. Der Nachtisch sollte aus Frisch- oder Trockenobst bestehen. Als Zwischenmahlzeiten werden Obst und Samen (Sonnenblumenkerne etc.) empfohlen. Geeignete Getränke zwischen den Mahlzeiten sind frischer Obst- oder Gemüsesaft, Quellwasser, Kräutertee, Kaffee-Ersatz und Getränke auf Hefebasis.

Meiden Sie nach Möglichkeit:

Alle Weißmehlprodukte wie Weißbrot, Kuchen, Pasta, Gebäck und Kekse; nehmen Sie statt dessen die entsprechenden Waren aus Vollweizenmehl (in Reformhäusern).

Zucker jeglicher Farbe und die damit hergestellten Produkte wie Süßigkeiten, Marmelade, Softdrinks, Eis usw.; ersetzen Sie sie durch Obst, Trockenobst, zuckerfreie Marmelade, frischen Fruchtsaft usw.

Polierten (weißen) Reis; verwenden Sie statt dessen ungeschälten (braunen).

Lebensmittel mit Zusätzen, Konservierungsstoffen, Farbstoff usw. wie die meisten Lebensmittel in Dosen.

Tee, Kaffee und Schokolade; verwenden Sie statt dessen Kräutertee oder Kaffee-Ersatz aus Löwenzahn und anderen Pflanzen (siehe S. 67).

Starke Würzstoffe wie Essig, Mixed Pickles, Pfeffer, Curry usw.; nehmen Sie Kräuter als Ersatz.

Alkohol (mit Ausnahme von etwas Wein oder Bier).

Margarine.

Salz und gesalzene Lebensmittel.

Zusätze

Die folgenden Zusätze sollte jeder nehmen, der unter Anzeichen und Symptomen von Nährstoffmangel oder Streß leidet. Die hier angegebenen Dosierungen sind willkürlich und können für den einen zu viel (und trotzdem unschädlich) und für den anderen wenig sein, da bekannt ist, daß der Bedarf des einzelnen mit dem Alter und solchen Faktoren wie Streß schwankt.

Vitamin-B-Komplex	Täglich eine Tablette mit guter Zusammensetzung oder täglich acht Tabletten Bierhefe
Vitamin C	1 g täglich
Vitamin B^3	500 mg täglich
(Niazin oder Nikotinamid)	
Vitamin B^5 (Calciumpantothenat)	500 mg täglich
Vitamin B^6 (Pyridoxin)	100 mg täglich
Calcium und Magnesium	4 täglich
(als Dolomittabletten)	
Zink (etwa Zinkorotat)	200 mg täglich
Kalium (etwa Kaliumorotat)	150 mg täglich
Mangan (etwa Manganorotat)	150 mg täglich

Alle Mittel sollten mit der Nahrung eingenommen werden.

2. Körperliche Bewegung

Regelmäßige körperliche Bewegung ist für eine optimale Gesundheit sehr wichtig. Die physiologischen Vorgänge im Körper (Blutkreislauf, Atmung usw.) laufen nur dann besser ab, wenn der Körper in kontrollierter Weise trainiert und geübt wird; wenn die Übung fehlt, kommt es zu einer unvermeidlichen, langsamen, aber fortschreitenden Verschlechterung. Wenn es darum geht, mit dem physischen und emotionellen Streß des Lebens fertigzuwerden, ist körperliche Fitness offensichtlich ein Vorteil. Jemand, der stark unter Streß steht, sollte wahrscheinlich keinen wettbewerbsmäßigen Sport treiben, da durch den Wettbewerb als solchen häufig weiterer Streß auftritt.

Symmetrische Formen der Körperbewegung, bei denen alle oder die meisten Muskeln gebraucht werden, sind am besten. Dazu gehören Wandern, Laufen (Jogging), Seilspringen, Schwimmen, Radfahren und Rudern. Kräftiges Bewegen des Körpers führt zu einer wohlbekannten physiologischen Reaktion. Der Körper ist auf Aktivität hin ausgelegt, und das Sprichwort »Wer rastet, der rostet« läßt sich auch bestimmt auf Muskelkraft und Funktionsfähigkeit des Körpers anwenden.

Insbesonders im Hinblick auf Streß ist bekannt, daß nach nur zehnminütiger Daueraktivität große Mengen des Hormons Adrenalin produziert werden. Dieses Hormon steht in Zusammenhang mit einem allgemeinen Gefühl der Zufriedenheit. Wenn der Blutkreislauf durch körperliche Bewegung angeregt wird, wird außerdem der Milchsäurespiegel gesenkt, der auf flache Atmung und Untätigkeit zurückgeht. Milchsäure kann zu einem Gefühl der Erschöpfung in den Muskeln führen und ist verantwortlich für das Abstumpfen der Gehirnaktivität. Die Wirkung körperlicher Bewegung auf das System als Ganzes besteht darin, daß die hormonproduzierenden endokrinen Drüsen aktiviert und die vitalen Organe stimuliert werden und daß sie eindeutig positive Einflüsse bei lethargischen, gelangweilten und depressiven Geisteszuständen hat.

Bewegung wirkt sich auch vorteilhaft auf die Reduzierung von Kontraktionen und Spannungen der Muskeln aus, die zwar oft auf emotionellen Streß zurückgehen, die aber auch durch Mangel an körperlicher Bewegung, schlechte Haltung und gewohnheitsmäßige Arbeitshaltungen verursacht werden können. Bei solchen Muskelspannungen erfolgt über das Nervensystem eine Rückkopplung von Impulsen, die zu einem Ausmaß an Aktivität im zentralen Nervensystem führt, bei dem sich das Individuum nicht mehr geistig entspannen kann. Mit anderen Worten, so wie Geisteszustände physische Spannungen (in diesem Fall in den Muskeln) schaffen können, so kann dauernde Muskelspannung den emotionellen und geistigen Zustand beeinflussen. Mit körperlicher Bewegung (sowie mit Hilfe von Entspannungstechniken und Tiefmassage des Gewebes) läßt sich eine solche Spannung in den Muskeln verringern.

Dazu kommt noch das wohltuende Gefühl, das sich aus der Lösung von Muskelspannung und aus einer Verbesserung der Kreislauf- und Atemfunktionen ergibt. Wenn Sie irgendwelche gesundheitlichen Probleme haben, sollten Sie sich darüber beraten lassen, was Sie als Individuum an körperlicher Bewegung brauchen. Als allgemeiner Anhaltspunkt empfiehlt sich jedoch das Buch ›Aerobics‹ von Dr. Kenneth Cooper. Dort ist der gesamte

Hintergrund dieses wichtigen Teils von Streßreduzierung und Gesundheits-
förderung erklärt. Allgemein gesagt sollte jeder Mensch sich viermal wöchentlich jeweils zwanzig Minuten aktiv körperlich betätigen, wenn vom
medizinischen Standpunkt aus nichts dagegenspricht. Dabei sollte der Puls-
schlag überwacht werden, um eine optimale Wirkung zu erzielen und den
Körper nicht zu überlasten. Die zu erreichende und zu haltende Pulszahl läßt
sich leicht berechnen. Bei einer Pulszahl unter der berechneten hat die körperliche Bewegung nicht den maximalen Effekt. Bei einem höheren Puls besteht die Gefahr, daß das Herz überanstrengt wird. Die wünschenswerte
Pulszahl wird folgendermaßen errechnet:
  Ziehen Sie von der Zahl 220 Ihr Alter ab. Jetzt multiplizieren Sie das Ergebnis mit 3/4 und erhalten so Ihre Zielzahl.

Alter 40: 220–40 = 180
           180 × 3/4 = 135

Ein 40jähriger sollte also einen Puls von 135 beim Sport nicht überschrei-
ten, aber er sollte diese Pulszahl erreichen. Nach und nach wird sich dann
zeigen, daß mehr Bewegung (d. h. Anstrengung) erforderlich ist, um auf
diese Zahl zu kommen. Das bedeutet, daß der Körper fit wird.
  Es gibt aus der Forschung viele Berichte, daß sportlich durchtrainierte Per-
sonen bei Eignungstests besser abschnitten als untrainierte. Es scheint keine
Rolle zu spielen, ob die zu negativen Gesundheitserscheinungen prädispo-
nierenden Faktoren physischer oder psychologischer Natur sind, bessere
geistige Leistungen lassen sich einfach mit einem gesunden, in guter Form
befindlichen Körper erzielen. Wesentlich bei der körperlichen Betätigung im
Rahmen eines Streßreduzierungsprogramms ist, daß sie auf den Bedarf des
Individuums abgestimmt wird. Hier hat Dr. Cooper einen wichtigen Beitrag
geleistet, indem er eine brauchbare Definition für körperliche Fitness aufge-
stellt hat und gleichzeitig eine brauchbare Möglichkeit anbietet, die verschiedenen Formen der körperlichen Betätigung unter Berücksichtigung
von Alter und vorhandener Fitness zu messen. Hier ein Beispiel für die Sorg-
falt, mit der das erforderliche Maß an körperlicher Bewegung in ›Aerobics‹
dargestellt ist:
  Männer im Alter von 20 bis 49 Jahren erhalten ein ›gut‹, wenn sie 2400 m in
12 Minuten laufen. Wenn sie in dieser Zeit 2650 m schaffen, ist das ausgezeichnet. Dieser Leistung entsprechen 6,5–8 km Gehen mit einer Zeit von
9–12,5 Minuten pro Kilometer, 870 m Schwimmen in 2,7 bis 3,5 Minuten pro
100 m oder 14,5 km Radfahren mit einer Zeit von 2,5 bis 3,75 Minuten pro

km. Mit fünf solchen Leistungen pro Woche soll man sich eine gute körperliche Verfassung bewahren.

Dieses Beispiel zeigt, wie nützlich es ist, Coopers Programm körperlicher Bewegung nachzuvollziehen, um zu greifbaren und wünschenswerten Resultaten zu kommen. Abgesehen von den Auswirkungen in Hinsicht auf Streß und allgemeine Gesundheit, hat eine solche regelmäßige körperliche Betätigung natürlich drastische Wirkungen auf Herz- und Kreislauffunktion, wofür das Programm auch ursprünglich konzipiert war. Kann körperliche Betätigung nun wirklich Einfluß nehmen auf Streß und Emotionen? Der folgende Auszug aus dem Buch ›Health for the Whole Person‹ von Dr. Hasting, Dr. Fadiman und Dr. Gordon (erschienen bei Westview Press) weist auf den möglichen Wert einer solchen Betätigung hin.

Immer wieder wird in Büchern und in der lokalen Presse von verschiedenen Kapazitäten darauf hingewiesen, daß der Mensch mit regelmäßigem Fitnesstraining mehr arbeiten kann, sich besser fühlt und besser aussieht, mehr Spontaneität und Freude im Leben erfährt und mit hohem Risiko behaftete Verhaltensweisen auf ein Mindestmaß abbauen kann. Psychiater und andere Praktiker in medizinischen Berufen behaupten außerdem, daß regelmäßiges Training Depressionen verringert, die Selbsteinschätzung verbessert, hypochondrisches Verhalten abbaut und Muskelspannungen und Beklemmungszustände abmildert.

Dr. Kenneth Cooper behauptet, daß Beobachtungen an seinem Aerobic-Zentrum in Dallas und an anderen Orten die Ansicht stützen, daß ein physisch in Form befindlicher Mensch auch psychologisch fit ist. Obgleich er sich nicht mit Ursache und Wirkung aufhält, stellt Dr. Robert Brown von der University of Virginia fest, daß weder er noch seine Kollegen jemals jemanden behandelt haben, der physisch fit und gleichzeitig depressiv war.

Thaddeus Kostrubala, Psychiater und Autor des Buches ›The Joy of Running‹ (Pocket Books, New York 1977), geht noch einen Schritt weiter. Er behauptet, daß Laufen – in manchen Fällen – Geisteskrankheit heilen kann. In einem unter dem gleichen Titel in ›Runner's World‹ (Januar 1978) erschienenen Artikel wird Kostrubala mit der Anregung zitiert, schizophrenen Patienten regelmäßiges Laufen zu verordnen. Der Artikel bezieht sich auf zwei Untersuchungen. Die erste an der University of Missouri betraf 100 Lehrer, die an Schwimmen, Gewichtheben, Radfahren und Jogging teilnahmen. Die Untersuchung zeigte auf, daß alle diejenigen, die vor dem sechswöchigen Programm Depressionen gezeigt hatten, am Ende der Versuchsperiode einen verbesserten Geisteszustand

aufwiesen. Die zweite Untersuchung, die unter der Leitung von Dr. William P.
Morgan von der University of Wisconsin mit Gefangenen und Polizeibeamten
in der Ausbildung durchgeführt wurde, erbrachte ähnliche Ergebnisse.
Teilnehmer an Fitness-Programmen haben weiterhin von Zuständen extre-
mer Ruhe oder Konzentriertheit, vom Einssein mit dem Universum und Trans-
zendenz berichtet. Das ist oft der Fall bei Marathon- oder Langstreckenläufern,
tritt aber auch auf bei T'ai-chi, beim Schwimmen und bei anderen Disziplinen
(Murphy und White, 1978). Bis diese Untersuchungen mit entsprechenden Kon-
trollen wiederholt werden, können wir über ihre tiefere Bedeutung nur Speku-
lationen anstellen. Auf jeden Fall zögern diejenigen Experten im Gesundheits-
wesen, die sich auch mit regelmäßigem Fitnesstraining befassen und die sportli-
chen Disziplinen in ihre Arbeit mit Patienten und Klienten einzugliedern ver-
suchen, nicht, zu erwähnen, daß Freud ein großer Wanderer war und Jung
Yoga betrieb, um eine zu starke Inanspruchnahme durch die intellektuelle Seite
des Lebens auszugleichen.

Kräftige körperliche Bewegung baut gleichzeitig die Auswirkungen von
Streß ab und ist eine Hilfe, den Streß zu begrenzen. Täglich 20–30 Minuten
nach den Richtlinien in »Aerobics« oder nur viermal wöchentlich eine halbe
Stunde verändert das Niveau der geistigen Gesundheit und führt zu einer
drastischeren Verbesserung des Wohlgefühls, als sich mit Worten beschreiben läßt.

Ein Anti-Streß-Programm sollte auch die eine oder andere Dehnungs-
übung, wie sie bei Yoga oder T'ai-chi vorkommen, enthalten. Zu Beginn sind
jedoch die kräftigeren Übungen wichtiger. Sobald diese zur täglichen Routine geworden sind, sollte Yoga oder T'ai-chi dazukommen. Dadurch werden Ausgewogenheit, Entspannung und Harmonie von Geist und Körper
weitgehend verbessert.

3. Atmung

Wie angespannt jemand ist, spiegelt sich in seiner Atmung wider. Im Zustand der Entspannung und Zufriedenheit ist die Atmung langsam und
rhythmisch, und wenn sie auch nicht tief ist, sollten doch der gesamte Rip-
penkäfig und das Zwerchfell eine gewisse Bewegung erfahren. Im Zustand
des Angespanntseins ist die Atmung schnell und flach. Normalerweise bewegt sich nur der obere Teil der Brust, und der untere Bereich der Lunge

bleibt im wahrsten Sinne ungenutzt, wobei auch das Zwerchfell relativ wenig Bewegung erfährt. Viele Entspannungs- und Meditationstechniken umfassen auch die Atmung, manchmal als wesentliches Element, manchmal nur am Rande oder zur Einführung. Ein wenig Verständnis des Atemvorgangs ist daher wohl angebracht.

Das Zwerchfell ist ein großer kuppelförmiger Muskel, der die Grenze bildet zwischen der Bauchhöhle und dem Brustkorb. Beim Einatmen sollte sich das Zwerchfell zusammenziehen und eine Abwärtsbewegung machen; dadurch entsteht im Brustraum ein Teilvakuum, das durch die sich beim Einatmen ausdehnenden Lungen ausgefüllt wird. Beim Ausatmen entspannt sich das Zwerchfell und nimmt immer wieder seine kuppelförmige Gestalt an. Dadurch wird »verbrauchte« Luft aus den Lungen ausgestoßen. Weiterhin dehnen sich – mit Unterstützung der entsprechenden Muskelgruppen – beim Einatmen die Rippen, durch deren Zusammenziehen dann wiederum für ein wirksames Ausatmen gesorgt wird. Chronische Funktionsstörungen und Einengung des Zwerchfells und der mit der Atmung zusammenhängenden Muskeln können auf eine Reihe von Ursachen zurückgehen, zu denen unter anderem Verletzungen, schlechte Haltung und emotioneller Streß gehören. Beim »zivilisierten« Menschen ist eine schlechte Atmung eher die Regel als die Ausnahme.

Die Atmung ist die eine lebenswichtige Körperfunktion, über die wir eine willentliche (d. h. bewußte) Kontrolle ausüben können. Ihre enge Verbindung mit unseren Emotionen gibt uns eine Gelegenheit, die Auswirkungen von Streß und Anspannung zum Besseren hin zu beeinflussen, indem wir lernen, willentlich richtig, natürlich und voll zu atmen.

Die folgenden Atemübungen sind keine spezifischen Entspannungsübungen, können aber als solche und zusätzlich zu den Entspannungs- und Meditationstechniken angewendet werden, die Sie hoffentlich aus den in diesem Buch vorgestellten auswählen und dann zweimal täglich praktizieren. Das Ziel dieser Atemübungen ist es, zu lernen, wie man voll durchatmet, damit man in streßbelasteten Situationen und Umständen in der Lage ist, unauffällig die eine oder andere Übung anzuwenden und die Neigung zu flacher und spannungserzeugender Atmung zu überwinden. Sie lassen sich im Stehen, im Gehen und in Ruhelage praktizieren. Oft verhelfen sie dem Schlaflosen zum Einschlafen. Bevor wir uns jedoch mit den Übungen befassen, sollte noch etwas zum Phänomen der »übermäßigen Atmung« (Hyperventilation) gesagt werden. Viele unter Streß stehende Menschen haben eine Neigung, zu seufzen, sich an die Brust zu fassen, zu keuchen und allgemein mühsam und schwer zu atmen. In einer Krise mag das eine angemessene Reaktion sein (siehe den Abschnitt über die »Kampf oder Flucht«-Reaktion in Kap. 2), doch nicht, nachdem sie vorüber ist. Unglücklicherweise scheinen viele Leute nicht in der Lage zu sein, ihre normale Atmung wiederaufzunehmen, und fahren fort zu hyperventilieren. Es mag zwar harmlos erscheinen, auf diese Weise den verfügbaren Sauerstoff zu vermehren, doch tatsächlich geht es darauf und auf das übermäßige Ausatmen von Kohlendioxid zurück, daß sich kurzfristig Symptome wie Schwindelgefühl, Kribbeln und Taubheit in Händen und Kopfhaut, Funktionsstörungen usw. zeigen. Bei allen Atemübungen sollte man sich am meisten auf die Ausatmungsphase konzentrieren. Wenn die Ausatmung stimmt, ist auch das darauf folgende Einatmen stark verbessert.

Dreistufige Atmung

Legen Sie sich zu dieser Übung auf den Rücken. Winkeln Sie die Knie an oder legen Sie ein Kissen darunter, wenn Sie nicht bequem liegen.

1. Die Hände auf den oberen Teil des Brustkorbs legen und langsam einatmen, so daß sich dieser Brustteil leicht hebt. Ausatmen und darauf achten, daß die gesamte Luft ausgestoßen wird, bevor sich mit dem Einströmen frischer, mit Sauerstoff angereicherter Luft dieser Teil der Brust wieder ausdehnt. Fünf bis zehn Mal wiederholen. Die Hände bleiben passiv; sie liegen einfach auf der Brust und nehmen das rhythmische Heben und Senken des oberen Brustkorbs wahr.

2. Die Hände beiderseits des Brustbeins auf die unteren Rippen legen, so daß sich die Fingerspitzen beim Ausatmen fast berühren. Beim Einatmen fühlen Sie, wie die Rippen sich nach außen und vom Körper weg dehnen und die Hände sich voneinander entfernen. Auf vollständiges Ausatmen konzentrieren, so daß sich die Fingerspitzen einander wieder nähern und die Rippen sich in Richtung auf die Körpermitte zurückbewegen. Beim nächsten Einatmen dehnt sich der Brustkorb wieder zur Seite aus, wenn die Lungen sich mit Luft füllen. Fünf bis zehn Mal wiederholen.

3. Die Hände in Höhe des Nabels auf den Bauch legen. Die Einatmung sollte jetzt damit beginnen, daß der Bauch sich hebt, damit das Zwerchfell sich senken und die unteren Lungenklappen sich mit Luft füllen können. Während das geschieht, werden die Hände nach oben (zur Decke) gedrückt.

Mit der Ausatmung wird dieser Vorgang umgekehrt, und während das Zwerchfell in seine kuppelförmige Position zurückkehrt, wird der Bauch flach und gelangen die Hände wieder in ihre Ausgangslage. Fünf bis zehn Mal wiederholen.

Damit sind die drei Anfangsstufen des Atmens abgeschlossen. Die Reihenfolge ist nicht so wichtig, doch sollten die drei Stufen nach ein paar Tagen der Übung in den unten aufgeführten vollständigen Atemzyklus eingebaut werden – nur nichts übereilen! Für zehn Mal pro Stufe braucht man maximal insgesamt vier Minuten – eine Zeit, die immer zur Verfügung steht, und wenn man noch so beschäftigt ist!

Vollständiger Atemzyklus

Dieser Zyklus sollte mit den einzelnen Stufen (oben) zusammen durchgeführt werden, wenn Sie sie zufriedenstellend beherrschen. Er läßt sich aber auch unabhängig von diesen Stufen verwenden, um Erregung oder Spannungen abzubauen.

Achtung: Ruhen Sie sich nach jeder Tiefatemübung eine oder zwei Minuten aus und atmen Sie dabei natürlich und unkontrolliert; dann aufsetzen und langsam aufstehen. Es ist nicht ungewöhnlich, daß man sich nach der Absolvierung aller Stufen ein paar Minuten etwas schwindelig fühlt. Diese Wirkung zeigt sich jedoch nicht, wenn man einfach ein paar vollständige Atemzyklen durchmacht.

Wie oben auf den Boden legen, die Hände so, wie es am bequemsten ist. Vollständig ausatmen und dann zunächst den Bauch leicht ausdehnen (wie in Stufe 3), damit sich der untere Lungenbereich mit Luft füllt, bevor der untere Brustraum zur Seite und nach oben gedehnt wird, damit sich die Lungen auch in diesem Bereich füllen können. Zum Schluß den oberen Brustkorb ausweiten, damit sich der obere Lungenbereich und die Atemwege füllen. Dieses langsame Füllen des gesamten Brustraums sollte je nach Fassungsvermögen und Kontrolle über den Vorgang zwischen acht und fünfzehn Sekunden dauern. Während des gesamten Atemzyklus' sollte keine Überanstrengung oder Anspannung auftreten. Kürzen Sie die Zeit ab, wenn Sie ein Gefühl der Mühsal und Anspannung verspüren.

Das Ausatmen erfolgt in umgekehrter Richtung; zuerst werden die oberen Bereiche entleert, dann der untere Brustraum, wobei die Rippen wieder sanft in ihre Ruhelage zurückkehren, und schließlich wird die »verbrauchte« Luft aus den untersten Bereichen der Lunge ausgestoßen. Denken Sie sich den Vorgang wie bei einem Blasebalg. Die letzte Luft sollte unter einer leichten Zusammenziehung der Bauchmuskeln bis etwas über ihre Ruheposition hinaus ausgestoßen werden. Machen Sie ohne Luft in den Lungen eine Pause von nicht mehr als zwei bis drei Sekunden. Nach dem gleichen langsamen Muster füllen sich dann die Lungen fast automatisch, wenn die Luft in das so geschaffene Vakuum einströmt. Einatmung und Ausatmung sollten die gleiche Zeit in Anspruch nehmen. Wiederholen Sie den Vorgang fünf bis zehn Mal oder machen Sie die Übung einfach ein oder zwei Mal, wenn es gerade paßt.

Anmerkung: Der gesamte Atemvorgang sollte durch die Nase erfolgen.

Es gibt Zeiten, und das gilt besonders für Zeiten mit emotionellem Streß, in denen dieses Übungsschema schwieriger abzuwickeln ist. Die gesamte Prozedur verläuft vielleicht sprunghaft und ist begleitet von Schluchzern und Seufzern. Das ist ein ausgezeichneter Grund weiterzumachen. Eventuell verspürt man den starken Wunsch, zu lachen oder zu weinen. Dieser Art emotioneller Befreiung, die bei der Tiefatmung auftreten kann, sollte nicht unterdrückt werden. Lassen Sie es geschehen und achten Sie möglichst auf alle Gedanken und Erinnerungen, die Ihnen durch den Kopf gehen, wenn es geschieht. Sie können eine Hilfe dabei sein, unterschwellige Ursachen für Beklemmungszustände zu erkennen. Wenn so etwas wiederholt vorkommt, sollten Sie mit Ihrem Arzt darüber sprechen, weil Beratung oder Psychotherapie zur Lösung des Problems beitragen können.

4. Schlaf

Eins der auffallendsten Symptome für Streß ist die Störung des normalen Schlafverhaltens. Das kann in Form von Einschlafschwierigkeiten erfolgen oder indem man nach einer oder zwei Stunden Schlaf aufwacht und nicht wieder einschlafen kann, oder indem man nach fünf oder sechs Stunden wach wird, sich nicht erfrischt fühlt und nicht wieder einschlafen kann oder indem man unruhig mit Unterbrechungen schläft und demzufolge am Morgen langsam und träge ist. Gestörter Schlaf wird oft selbst zu einer Quelle für weiteren Streß, indem sich der Betroffene Sorgen macht, daß er nicht genügend Schlaf bekommt, und indem sich die Wirkungen der Schlaflosigkeit zeigen. Schlafmangel führt unter anderem zur Verschlechterung der Wahrnehmungsfähigkeit, zu langsameren, unregelmäßigeren Reaktionszeiten bei Reizen, zur Beeinträchtigung der allgemeinen Leistung, zu einem niedrigeren Energiespiegel, zu Erinnerungslücken, zu erhöhter Schmerzempfindlichkeit, zu einer Verringerung von Urteilsfähigkeit und Motivation, zu nachlassender Konzentration und zu einer Tendenz in Richtung auf einen negativen reizbaren und depressiven Zustand. Bei Fällen leichter Schlaflosigkeit können solche Veränderungen geringfügiger Art sein, erhöhen jedoch trotzdem das Gesamtstreßniveau.

Der Schlaf an sich sollte ein genauso natürlicher und unkomplizierter Bestandteil des Lebens sein wie das Atmen. Er ist sicherlich für die Gesundheit wichtig und wahrscheinlich auch für das Leben als solches. Die Lebensqualität und die Fähigkeit, gut zu arbeiten und das Leben zu genießen, hängen davon ab, daß man ausreichend Schlaf bekommt. Die natürlichen Lebensrhythmen, die unsere Körperfunktionen bestimmen, sind angeboren. Die Zyklen vermehrter und abnehmender Aktivität im Körpersystem verlaufen kontinuierlich. Schlaf ist ein solcher Zyklus. Der normale Schlaf beginnt damit, daß man mit geschlossenen Augen daliegt, in einem Zustand irgendwo zwischen wach und fest eingeschlafen. An diesem Punkt zeigen die Hirnwellen das sogenannte ›Alpha‹-Muster. Das ist der gleiche Zustand wie bei tiefer Entspannung oder Meditation. Auch Träumen ist in diesem Stadium möglich. Das nächste Stadium dauert zwischen 90 Minuten und zwei Stunden und hat die Form eines sehr tiefen, traumlosen Schlafs; es wird als Nicht-REM- oder ›Delta‹-Stadium bezeichnet (REM steht für den englischen Begriff »Rapid Eye Movement‹, d. h. rasche Augenbewegung). Wenn man in diesem Stadium geweckt wird, kann man sich an fast nichts von dem was jetzt geschieht, erinnern und zeigt ein zombiehaftes Verhalten. Danach findet eine allmähliche Veränderung statt, und es beginnt das REM-Stadium. Man beginnt zu träumen, die geschlossenen Augen bewegen sich rasch, oft kommt es auch zu Körperbewegungen.

Die Bedeutung von Träumen als Mittel zur psychologischen Befreiung verdient Beachtung. Dr. André Tridon, ein führender Traumforscher, hat festgestellt: »Die eigentliche Aufgabe der Träume ist es, das Unbewußte zu befreien, die auf Unterdrückung zurückgehenden Spannungen zu lösen und die beginnenden organischen Aktivitäten absolut frei zur Entfaltung kommen zu lassen.« Die meisten Träume spielen sich im REM-Stadium ab, welches auch derjenige Schlafabschnitt ist, der am meisten durch Schlaftabletten unterbrochen wird. Man nimmt an, daß Träumen wichtig ist für die feste

Eingliederung neuer Informationen in das Gedächtnis. Wenn Träume dauernd experimentell gestört werden, kommt es zu Symptomen der Beunruhigung. Es ist bekannt, daß Träume für die geistige Gesundheit lebenswichtig sind. Ob sich aus Träumen, an die man sich erinnert, irgendeine Bedeutung ablesen läßt, ist eine vieldiskutierte Frage.

Von diesem Punkt an (d. h. nach der Traumphase) wird der Schlaf allmählich leichter. Man hat mittlerweile herausgefunden, daß im Deltastadium in der Hirnanhangdrüse lebenswichtige Hormone produziert werden und daß diese Hormone eine stärkende und erfrischende Wirkung auf den Körper als Ganzes haben. In der zivilisierten Gesellschaft haben die natürlichen Schlafrhythmen keine große Chance. Es gibt eine Vielzahl von Faktoren, die einem Schlaf entgegenarbeiten, wie die Natur ihn fordert. In der heutigen Gesellschaft besteht beispielsweise ein ziemlicher Druck zur Gleichförmigkeit. Aufstehen und Fahrt zur Arbeit oder Schule oder Aufstehen und Erledigung dessen, was an Hausarbeit, Familienpflichten, Einkaufen usw. zu tun ist, all das macht es erforderlich, daß man zu einer Zeit wach wird, die nicht von den Erfordernissen des Körpers bestimmt wird, sondern von den Forderungen, die die Erledigung dieser Aktivitäten stellt. In den meisten industrialisierten Gesellschaften gestatten die Arbeits- oder Studienpläne keine Ruhepause während des Tages, und das Ergebnis ist nur allzuoft, daß man am Ende eines Arbeitstages übermüdet ist. Wenn dieses Bild dann noch um zusätzliche Streßfaktoren (schwierige Fahrt zum Arbeitsplatz und wieder nach Hause, schwierige Beziehungen, finanzielle Sorgen etc.) erweitert wird, nimmt die Sache langsam ein bedenkliches Aussehen an. Wenn eine Kombination der obigen Faktoren zur Wirkung gelangt, kann es zu einer Reihe von Veränderungen kommen, die sich in Schlafstörungen ausdrücken. In diesem Stadium suchen viele Menschen Hilfe bei Medikamenten. Die Resultate sind weniger als zufriedenstellend. Schlaf, der mit Hilfe von Schlaftabletten zustande kommt, ist von schlechter Qualität. Die Medikamente machen oft süchtig, haben gewöhnlich Nebenwirkungen und, was das wichtigste ist, behandeln die Symptome (und auch das nicht sehr gut) und ignorieren die Ursachen der Krankheit, was nun wirklich ›böse Medizin‹ ist.

Untersuchungen haben ergeben, daß Schlaftabletten größtenteils unwirksam sind und gewöhnlich Nebenwirkungen wie Verdauungsstörungen, Erkrankungen der Atemwege, Appetitverlust, Hautausschlag, erhöhten Blutdruck, Funktionsstörungen von Nieren und Leber, Verringerung der Widerstandsfähigkeit gegen Infektionen, Verwirrung und Erinnerungslücken, Kreislaufprobleme etc. mit sich bringen. Abgesehen von diesen Nebenwirkungen machen die meisten dieser Medikamente süchtig, und zwar trotz der Tatsache, daß fast alle Schlaftabletten innerhalb weniger Wochen ihre Wirkung verlieren. Tatsache ist, daß sie, wenn sie wirken, keinen Schlaf herbeiführen, sondern den Betroffenen schlicht und einfach k. o. schlagen, und Bewußtlosigkeit ist nicht das gleiche wie Schlaf. Schlaftabletten vergiften das System. In einem Bericht der US Food und Drug Administration (über Scopolamin und Bromid, zwei herkömmliche Bestandteile von Schlaftabletten) aus dem Jahr 1975 steht: »Die wirksame Dosis unterscheidet sich nur geringfügig von der giftigen Dosis.« Der Leiter eines amerikanischen Labors für Schlafforschung hat festgestellt: »Alle Schlaftabletten werden nach zwei oder drei Wochen ständigen Gebrauchs wirkungslos. Nach diesem Zeitraum wirken sie einfach nicht mehr«. Die größte Ironie dabei besteht darin, daß Schlaftabletten wegen ihrer Wirkung auf den Körper nach dem Absetzen sogar zu einer Verschlimmerung der Schlaflosigkeit führen. Wenn der Schlaf gestört ist, lohnt es sich, einmal einige derjenigen Faktoren einer Betrachtung zu unterziehen, die zu einer Normalisierung dieser lebenswichtigen Funktion beitragen können. Von frühester Kindheit an entwickeln wir ein Schema von Aktivitäten, die vor dem Zubettgehen ausgeübt werden. Die Art der getragenen Kleidung und die Art der verwendeten Bettwäsche sind Teile des Schemas. Jede Abweichung von dem Vor-Schlaf-Ritual kann den Schlaf stören, und es lohnt sich, einmal einen Blick auf die Dinge zu werfen, die Teil des Vor-Schlaf-Schemas waren, bevor der Schlaf zum Problem wurde. Dinge wie Baden, Weglegen der Kleidung, Lesen, Muskhören, Beten, Lage des Körpers und Sex spielen unter anderem in den Vor-Schlaf-Ritualen vieler Menschen eine wichtige Rolle. Wenn der Schlaf gestört ist, kann man oft für einen Ausgleich sorgen, indem man mittags nach dem Essen oder anstelle des Essens ein Nickerchen macht. Das verringert nicht die Chance, nachts gut zu schlafen, sondern vergrößert sie sogar, indem es zu einem gewissen Maß an Entspannung beiträgt. Wichtig ist außerdem, daß der Körper genügend Bewegung erhält, allerdings nicht unmittelbar vor dem Zubettgehen, es sei denn, das gehört zum Vor-Schlaf-Ritual.

Sex, aber auch Mangel an Sex, ist ein wichtiger Faktor im Bereich Streß, und es mag der Rat eines Fachmanns erforderlich sein, wenn es dieser Faktor ist, der die Schlaflosigkeit hervorruft. Ideal ist eine individuelle Beratung, die Sie durch Ihren vertrauten Arzt durchführen lassen sollten, wenn es erforderlich ist.

Suchen Sie nach offensichtlichen Ursachen für Veränderungen im Schlafverhalten und behalten Sie das normale Schema der Schlafvorbereitungen in dem Vertrauen darauf bei, daß sich der normale Schlaf von selbst wieder einstellt. Es gibt keinen Grund für Panik oder Besorgnis über solche Veränderungen. Wenn die Veränderung darin besteht, in den frühen Morgenstunden wachzuwerden, ist es oft hilfreich, aufzustehen anstatt liegenzubleiben und sich Sorgen zu machen. Einen großen Beitrag zu einer Rückkehr zu normalem Schlaf können Entspannungs- bzw. Meditationsübungen leisten (siehe Kap. 5, 6 und 7).

Wie bei den meisten Gesundheitsproblemen spielt die Ernährung auch eine Rolle bei der Normalisierung von Schlafstörungen. Bei vielen Schlaflosen wurde Hypoglykämie (niedriger Blutzuckerspiegel) festgestellt. Das ist häufig das Ergebnis einer Ernährung mit zu viel Zucker, Stärke und koffeinreichen Getränken wie Kaffee, Tee, Cola und Schokolade (siehe S. 67) sowie unzureichenden Mengen an frischem Obst und Gemüse. Bei vielen Untersuchungen zeigten sich bei Schlaflosen niedrige Spiegel von Vitamin B_3, B_6, B_{12}, Zink, Calcium, Magnesium und Mangan, alle ein Zeichen für unangemessene Ernährung. Der allgemeine Rat in solchen Fällen lautet, einen Arzt zu konsultieren, der ernährungswissenschaftlich orientiert ist. In der Zwischenzeit sollten Sie sich nach den Ratschlägen im Abschnitt über Ernährung (S. 44) richten.

Neueste wissenschaftliche Daten lassen vermuten, daß eine Substanz namens ^{L}-Tryptophan eine wichtige Rolle beim normalen Schlaf spielt. Das ist eine Aminosäure (d. h. einer der Bausteine des Eiweiß), die sich in Milch, Fleisch, Fisch, Eiern, Nüssen, Sojabohnen und anderer eiweißreicher Nahrung findet. Die Einnahme von Tabletten mit konzentriertem ^{L}-Tryptophan hat bei Schlaflosen oft ohne jede Nebenwirkung das Einschlafen beschleunigt und den Schlaf verlängert. Diese Aminosäure trägt im Körper zur Produktion eines Stoffes namens Serotonin bei, der für den Schlaf sehr wichtig zu sein scheint. Natürlich sollte die tägliche Nahrung diese Substanz liefern, doch bei Schlafstörungen empfiehlt Dr. E. Hartman vom Boston State Hospital, der auf diesem Gebiet wichtige Forschungsarbeit geleistet hat, eine Dosis von 1 g 20 Minuten vor dem Zubettgehen.

Schlaf ist lebenswichtig, und Schlaf ist natürlich. Wenn er gestört ist, lassen sich die Ursachen normalerweise im täglichen Leben finden, und durch eine Korrektur dieser Ursachen sollte man wieder zu normalem Schlaf finden können. Das bedeutet, daß man richtig ißt, für ausreichende Bewegung sorgt, Entspannungs- bzw. Meditationsübungen macht, Bereiche mit Streß (Arbeit, Beziehungen, Sex usw.) aussiebt und die Natur den Rest erledigen läßt.

5. Umwelt

Ionen

Ionen sind elektrisch geladene Moleküle, die sich überall in der Luft um uns herum befinden. Einige sind positiv geladen, andere negativ. Wir atmen diese Ionen ein und nehmen sie, in geringerem Ausmaß, durch die Haut auf. In Frischluft sind zwischen 1000 und 2000 Ionen pro Kubikzentimeter enthalten, während es in der Stadt oft weniger als 100 sind.

Die Ionen werden negativ beeinflußt durch Faktoren wie Luftverschmutzung, Staub, Rauch usw. Sie fangen sich in Kunstfasern, Klimaanlagen, Heizgeräten, an Fernsehbildschirmen und so fort. Die negativ geladenen Ionen sind hauptsächlich davon betroffen, und in Gebieten mit einer relativ hohen Konzentration an negativ geladenen Ionen (d. h. an der See und in den Bergen) fühlt man sich besser. Umgekehrt besteht eine Neigung zu Lethargie und Depressionen, wenn die Luft stark positiv geladen ist. Das ist etwa der Fall in Räumen mit Zentralheizung oder verräucherter Luft, unmittelbar vor einem Gewitter oder auch bei bestimmten jahreszeitlich bedingten Winden wie dem Mistral in Frankreich.

Die Reaktionen auf eine unausgewogene Verteilung der Ionen sind unterschiedlich. Manche Leute scheinen diese Schwankungen kaum wahrzunehmen, während andere, empfindlichere Menschen bei einer Verringerung der negativ geladenen Ionen ausgeprägte physiologische und psychologische Veränderungen zeigen. Es kann beispielsweise zu einer vermehrten Produktion von Hormonen wie dem Histamin kommen. Das wiederum kann zu einer stärkeren Neigung zu allergischen Reaktionen sowie zu Schlafstörungen, Kopfschmerzen und Stimmungsschwankungen führen. Als weiteres Ergebnis einer unausgewogenen Ionenverteilung kann über längere Zeit Adrenalin freigesetzt werden, wodurch dann typische Streß-Symptome auftreten können (siehe Kap. 3 und 4). Heutzutage kann man mittels Ionisierungsgeräten für eine ausgewogene Ionenverteilung sorgen. Diese relativ billigen Geräte können für alle, die unter diesen Auswirkungen des zwanzigsten Jahrhunderts leiden, zu Hause und am Arbeitsplatz eine Wohltat sein.

Licht des gesamten Spektrums

So wie man eine unausgewogene Ernährung als Fehlernährung bezeichnen kann, so kann ›unpassendes‹ Licht zu einer negativen gesundheitlichen Reaktion führen und als ›Fehlbeleuchtung‹ bezeichnet werden. Das Licht besteht aus Wellen von Strahlungsenergie und wird in Wellenlängen gemessen (das ist der Abstand zwischen einem Wellenkamm und dem nächsten). Die Sonne erzeugt ›weißes‹ Licht, das alle Wellenlängen umfaßt. Wie bei allen Farben sind darin auch infrarote und ultraviolette Wellenlängen enthalten. Somit ist im Sonnenlicht das volle Spektrum elektromagnetischer Wellen vorhanden. Kunstlicht enthält praktisch keine UV-Wellen, und ultraviolettes Licht wird zudem noch durch Glasfenster, Brillen und Windfänge blockiert. Das Lichtspektrum, das unseren Körper und unsere Augen erreicht, wird weiter verzerrt durch Haut- und Bräunungslotionen, Kontaktlinsen, gefärbte Gläser usw.

Die Luftverschmutzung sorgt außerdem dafür, daß dem einzelnen nicht das volle Lichtspektrum zur Verfügung steht. Untersuchungen über Folgen des Lichtmangels haben gezeigt, daß möglicherweise dramatische Auswirkungen auf Geist und Körper zu befürchten sind. Das endokrine System, in dem die Körperhormone erzeugt werden, wird durch das Licht beeinflußt, das durch Receptorzellen in der Retina des Auges aufgenommen wird. Diese Zellen wandeln die Lichtenergie in chemische Energie um, die über neurochemische Bahnen die Hauptdrüsen im Gehirn, d. h. Zirbel- und Hirnanhangsdrüse, und über diese den ganzen Körper beeinflussen. Es gibt eine Reihe von physischen und verhaltensmäßigen Auswirkungen, die in den USA von Wissenschaftlern wie Dr. Joseph Meites von der University of Michigan und Dr. John Ott erforscht wurden, der unter anderem auch folgendes schreibt:

Die Wirkung von Licht auf das Verhalten wurde bei einer Untersuchung an Schulkindern in Sarasota, Florida, im Jahre 1973 deutlich. Meine Erfahrungen aus Anzuchtversuchen von Pflanzen unter Leuchtstofflampen hatten bei mir ernsthafte Besorgnisse hinsichtlich ihrer extremen Wellenlängenverzerrung und Strahlenemission sowie der möglichen Wirkung dieser abnormen Licht-›Nahrung‹ auf den Menschen hinterlassen. Meine Untersuchungen führten zur Entwicklung von Leuchtstofflampen mit dem vollen Lichtspektrum, die dem natürlichen Sonnenlicht im Freien entsprechen.

Die vom Environmental Health and Light Research Institute durchgeführte Untersuchung im Jahr 1973 betraf vier Klassenräume für Erstkläßler. In zweien der Räume befanden sich Standardleuchtstoffröhren des Typs ›kalt, weiß‹ und Lampenkörper mit festen Kunststoffdiffusern, während in den beiden anderen Leuchtstoffröhren mit vollem Spektrum und Bleiabschirmung der Kathoden installiert wurden. Die konventionellen Kunststoffdiffuser wurden

63

durch eine Kombination aus Aluminiumdiffuser mit rechteckigen Zellen und Drahtgitterschirm ersetzt. Die Schirme ließen nicht nur das volle Lichtspektrum ungefiltert durch, sondern erdeten auch die Hochfrequenzenergie, die normalerweise von allen Leuchtstoffröhren abgestrahlt wird. Es ist bekannt, daß diese HF-Energie ungenaue Anzeigen bei Computern und empfindlichen Geräten in Krankenhausuntersuchungsräumen verursacht. Laut einer russischen Studie wurde HF-Energie aus Leuchtstoffröhren auf Elektroenzephalogrammen der menschlichen Hirnwellen aufgezeichnet.

In extra angefertigten Behältern verborgene Zeitrafferkameras nahmen willkürliche Bildfolgen in den Klassenräumen auf. Die Lehrer kannten das Programm, wußten aber nicht, wann die Aufnahmen gemacht wurden; die Kinder bemerkten nicht, daß sie photographiert wurden.

In dem kalten weißen Standardlicht zeigten einige der Erstkläßler nervöse Erschöpfung, Reizbarkeit, nachlassende Aufmerksamkeit und hyperaktives Verhalten. Sie waren zappelig, sprangen von ihren Sitzen auf, wedelten mit den Armen und achteten wenig auf ihre Lehrer.

In den Räumen mit Licht des gesamten Spektrums begann sich das Verhalten der Kinder innerhalb eines Monats nach Installation der neuen Lampen merklich zu bessern. Nervosität und exzessive Aktivität ließen nach und die Lehrer meldeten insgesamt bessere Klassenleistungen. Zweifellos tragen viele Faktoren zu Hyperaktivität und Lernschwächen bei, doch diese Beobachtungen zeigen deutlich, daß auch Licht und Strahlung dabei einen Einfluß ausüben können.

Die Untersuchung der Auswirkungen von Licht auf das Verhalten wird mit Tierversuchen am National Institute for Environmental Health Sciences in Triangle Park, North Carolina, und mit einer Untersuchung der Wirkung von Licht und Farben auf das Verhalten von Gefangenen, die ich für die Justizvollzugsbehörden des Bundesstaates Washington durchführe, fortgesetzt.

Zu dem Experiment an der Schule von Sarasota gehörte auch die zahnmedizinische Untersuchung der teilnehmenden Kinder. Die Kinder in den Räumen mit Licht des vollen Spektrums zeigten bedeutend weniger Löcher in den Zähnen als die Kinder in den Räumen mit Standardbeleuchtung. Aus Untersuchungen an Ratten und Hamstern läßt sich oft der Schluß ziehen, daß die orangefarbenen, roten und infraroten Bereiche des Spektrums (die in den Standardleuchtstoffröhren mit weißem Kaltlicht nur unzureichend vertreten sind) die Widerstandsfähigkeit gegen Karies beeinflussen. Ich nehme an, daß gewisse chemische Stoffe im Körper – möglicherweise Hormone –, die die Widerstandsfähigkeit gegen Karies verbessern, dadurch aktiviert werden, daß sie diesen Bereichen des Spektrums ausgesetzt werden.

Bislang verstehen wir die Bedeutung des Lichts für den Körper noch nicht vollständig. Die oben von John Ott angeführten Beispiele zeigen jedoch deutlich, daß durch Berücksichtigung dieses Aspekts der ›Ernährung‹ allgemeine Gesundheit und Verhalten drastisch beeinflußt werden können.

Dazu ist es ratsam, täglich wenigstens eine halbe Stunde im Freien zu verbringen, ohne die Augen hinter Gläsern zu verbergen. Wenn das nicht möglich ist, sollte man wenigstens bei Tageslicht an einem offenen Fenster sitzen. Direkter Blick in die Sonne ist nicht zu empfehlen. Selbst an bewölkten Tagen erreicht Licht des gesamten Spektrums die Retina, solange ihm der Weg nicht durch Glas versperrt wird. Licht des gesamten Spektrums und eine ausgewogene Ionenverteilung unterstützen den Kampf gegen den Streß genauso wie eine richtige Ernährung.

Farbe

Auf dem Gebiet der Wirkung von Farben auf Stimmung, Gesundheit usw. wird aktiv geforscht. Versuche (wie die Luscher-Methode) mit Hilfe von Farbkarten bieten eine Möglichkeit, den Stand geistiger Harmonie und das allgemeine Streß-Niveau festzustellen. Farbe ist unsere visuelle Interpretation eines bestimmten Bands elektromagnetischer Strahlung. Bei Überlegungen hinsichtlich der Auswirkungen, die Farbe tatsächlich auf uns haben kann, befinden wir uns zum großen Teil im Reiche der Spekulation. Eine Theorie besagt, daß Farbe auf die Zirbeldüse einwirkt, die mit Sicherheit auf Veränderungen in der Beleuchtung reagiert. In einer anderen Theorie wird behauptet, daß Farbe chemische Veränderungen in menschlichen Zellen bewirkt, indem sie die Freisetzung vitaler Substanzen in den Nervenenden auslöst. Es steht fest, daß der Axonaltransport eine Realität ist, und diese Tatsache hat eine große Bedeutung. Axonaltransport bedeutet, daß die Nerven nicht einfach nur Botschaften weiterleiten, sondern wirklich Substanzen (Eiweiß, Fett, Hormone) zu den von ihnen versorgten Körpergegenden transportieren *und* aus diesen Gegenden Stoffe zu den Nervenzentren zurückführen.

Wenn Farbe die Nervenenden beeinflussen und das Feedback über den Nerv ändern kann, könnten sich daraus physiologische und pschologische Veränderungen ergeben. Weitere Theorien befassen sich mit Bereichen, die einer wissenschaftlichen Untersuchung gegenwärtig noch nicht zugänglich sind, wie beispielsweise mit der Wirkung von Licht auf den ›ätherischen Körper‹ oder die ›Aura‹ des Individuums. Kirlsche Aufnahmen haben gezeigt, daß alle Lebensformen von einem eletromagnetischen Feld umgeben sind.

Diejenigen, die die Aura zu sehen behaupten, erklären, daß ihre Farbe mit dem Gesundheitszustand des einzelnen variiere. Praktisch gesehen, ist Blau die Farbe, die entspannend wirkt und der bei Kleidung und Schmuck möglichst der Vorzug vor Rot- und Gelbtönen gegeben werden sollte, die anregend und spannungserzeugend wirken.

6. Lebensstil – die gebräuchlichen Hilfsmittel

Die Bevölkerung der industrialisierten Welt gerät zunehmend in Abhängigkeit von leicht erhältlichen Drogen als Hilfsmittel, um mit dem heutigen Leben ›fertigzuwerden‹. Diese Drogen reichen von den verschriebenen Beruhigungsmitteln über Alkohol, Tabak und Anregungsmittel wie Koffein zu Haschisch, Kokain und Heroin. Die Verschreibung stimmungsverändernder Mittel wie Librium und Valium nimmt weiterhin enorm zu. In den USA geht es bei sechs von zehn Verschreibungen um das eine oder andere dieser Mittel. Sie werden als leicht angesehen und wirken gegen Beklemmungsgefühle. Bei kurzfristiger Anwendung, etwa nach dem Schock durch den Tod eines nahen Verwandten, können sie durchaus einem nützlichen Zweck dienen. Langfristig sollten sie jedoch niemals erforderlich sein, wenn den Ursachen der Beklemmung genügend Aufmerksamkeit geschenkt wird. Librium und Valium führen unter anderem zu Schläfrigkeit, Lethargie, unsicherem Gang, verschwommenem Sehen, undeutlichem Sprechen, Übelkeit, unregelmäßiger Menstruation und Leberfunktionsstörungen. Diese Mittel sind jedoch viel sicherer als frühere Beruhigungsmittel wie etwa Phenobarbital, das die Nervenleitung blockierte. Andere Sedativa haben ähnliche Nebenwirkungen und führen auch oft zu ernsthaften Leberproblemen und Anämie. All diese Mittel können psychologisch abhängig machen, wenn sie über einen längeren Zeitraum genommen werden.

Die Wirkungen der gegessenen, getrunkenen und gerauchten Substanzen auf den Körper im allgemeinen und das Nervensystem im besonderen sind in industrialisierten und unterentwickelten Gesellschaften bemerkenswert ähnlich. Tabak wird auf verschiedene Arten geraucht und auch gekaut. Alkohol aus einer enormen Vielzahl von Quellen wird getrunken, weil er schnell berauscht. Es gibt eine Reihe nicht-alkoholischer, aber gleichermaßen wirksamer Substanzen. Tee, Kaffee, Kakao und Cola werden wegen ihrer anregenden Wirkung auf das Nervensystem getrunken. Über die Gefahren von Zigaretten und des Inhalierens von Tabakrauch ist so viel geschrieben worden, daß es keiner Wiederholung bedarf. Der Anstieg des Alkoholverbrauchs und die Zunahme der damit zusammenhängenden Krankheiten sind gleichermaßen feststehende Tatsachen.

Gebräuchlich ist auch der Griff zu zuckerreichen Nahrungsmitteln, um schnell »auf Touren« zu kommen. Ob man schnell absorbierten Zucker zu sich nimmt, um den Blutzuckerspiegel anzuheben, oder ob man mit Tee, Kaffee, Cola, Kakao und Tabak die Adrenalinproduktion anregt – die Wirkung ist zusammen mit der Freisetzung von Zucker durch die Leber die gleiche. Das ermüdete System wird mit einem Schlag wieder zum Leben erweckt, fast wie ein müdes Pferd sich wieder bewegt, wenn es die Peitsche spürt. Durch diese wiederholte Anhebung des Blutzuckerspiegels wird die Bauchspeicheldrüse dauernd gezwungen, Insulin zu produzieren, um den überschüssigen Zucker im Blut zu neutralisieren. Man sollte in diesem Zusammenhang auch wieder daran denken, daß, wie in Kap. 3 beschrieben, bei jeder durch Streß verursachten Reaktion der Blutzuckerspiegel angehoben wird. Diese Schwankungen im Blutzuckerspiegel in Verbindung mit der Belastung von Nebennierendrüsen und Bauchspeicheldrüse führen dazu, daß einer von mehreren Zuständen auftritt. Wenn die Bauchspeicheldrüse nicht angemessen auf das reagiert, was man von ihr fordert, kommt es zu einem diabetischen Zustand. Der Blutzuckerspiegel ist zu hoch, und der Körper kann keine Gegenmaßnahmen mehr treffen. Es gibt jedoch Beweise dafür, daß häufiger das Gegenteil eintritt. Das bedeutet eine Überproduktion von Insulin, die zu einem niedrigen Blutzuckerspiegel, Hypoglykämie genannt, führt. In diesen Fällen wird der ›Aufputscher‹ zu einem Dämpfer und vergrößert seine Probleme. Dieses konstante Auf und Ab von einem durch Streß verursachten ›Hoch‹ mit einer Überproduktion von Insulin und dem daraus folgenden ›Tief‹ führt wiederum dazu, daß der Betroffene schnell auf Touren kommen will (durch Zucker, anregende Getränke, Zigaretten), und somit zu einer Wiederholung des ganzen Kreislaufs.

Kaffee enthält Koffein; Tee enthält Koffein, Theophyllin und Tannin; Cola enthält Koffein; Kakao (und daher Schokolade) enthält Koffein, Theobromin und Tannin. Diese Stoffe, Koffein, Theophyllin und Theobromin, sind üblicherweise als Xanthine bezeichnete Drogen, die das Nervensystem anregen, zu vermehrter Urinproduktion in den Nieren führen, Herzmuskeln und Kreislauf anregen usw. Die unmittelbare Wirkung besteht darin, daß jedes Gefühl der Müdigkeit verringert und die Muskelleistung verbessert wird. Tee enthält 50 bis 125 mg Koffein pro Tasse, Kaffee 100 bis 150 mg, Kakao etwa 50 mg, und im durchschnittlichen Cola-Getränk sind 40 bis 55 mg Koffein enthalten.

Die Reaktionen auf Koffein sind bei jedem einzelnen verschieden, doch bei mehr als 1000 mg täglich (etwa 8–10 Tassen starker Tee bzw. Kaffee und das Stückchen Schokolade oder das Cola-Getränk) sind folgende Nebenwirkungen durchaus wahrscheinlich: Einschlafschwierigkeiten, Erregbarkeit und Ruhelosigkeit, Zittern, Herzklopfen, schnelles Atmen, Ohrenklingen, Sodbrennen und Verdauungsstörungen, häufiges Wasserlassen. Gelegentlich eine Tasse dieser Getränke dürfte kaum etwas ausmachen, doch sollte man an die weitverbreitete psychologische Abhängigkeit von Koffein denken, die sich in der Anzahl derjenigen zeigt, die sich dieser gesellschaftlich akzeptierten Drogen freigiebig bedienen. Bei Leuten, die Koffein (oder Alkohol oder Tabak) in beliebiger Menge konsumieren, zeigen sich drei ausgeprägte Suchtmerkmale, und zwar Toleranz gegenüber der Droge, Entzugserscheinungen und Verlangen nach der Droge nach einer Zeit der erzwungenen Enthaltsamkeit. In vielen wissenschaftlichen Untersuchungen wird bestätigt, daß alle hier genannten Stoffe diese süchtigmachenden Eigenschaften haben.

Da sich von der Gesellschaft kaum eine schnelle Änderung zum Besseren erwarten läßt, ist die Wahl klar. Der Mensch muß lernen, auf natürliche Weise mit Streß fertigzuwerden oder der Gebrauch süchtigmachender Hilfsmittel, seien sie frei erhältlich oder nur auf Rezept, steigt weiter an (zugegebenermaßen gibt es Krisenzeiten, in denen Drogen oder Arzneimittel, auf Rezept und vorsichtig verwendet, nützlich sein können). Der einzelne, der sich *bewußt* auf solche Drogen verläßt, ist auch bereit, die Folgen in Form einer schlechteren Gesundheit zu tragen. Derjenige, der in Unkenntnis handelt, verdient Mitleid sowie Belehrung über die möglichen Alternativen. Zusamen mit einer Ernährungsumstellung und der Anwendung von streßreduzierenden Methoden wie Meditations- und Entspannungsübungen ist die Überwindung der Abhängigkeit von den gebräuchlichen Anregungs- und Beruhigungsmitteln ein wichtiger Schritt in Richtung auf die Wiedererlangung der vollen Gesundheit. Wenn bei dem Versuch, diese Gewohnheiten zu ändern, irgendwelche Schwierigkeiten auftreten, sollte professionelle Hilfe in Anspruch genommen werden. Die folgenden Anhaltspunkte sind vielleicht allgemein hilfreich:

Zigaretten:

Wenn jemand um der Anregung willen raucht (»Eine Zigarette bringt mich auf Touren«), kann regelmäßige körperliche Betätigung dazu beitragen, diesen Bedarf zu verringern. Wenn die Motivation in der Freude am Ritual des

Rauchens besteht (»Ich mag das ganze Verfahren und schaue gern auf den Rauch«), kann man nach Alternativen suchen, um die Hände beschäftigt zu halten (Herumkritzeln, Gebetskette usw.). Wenn der Raucher der Meinung ist, sein Motiv sei die Entspannung (»Es hilft mir, mich zu beruhigen«), oder wenn er als Reaktion auf Ärger oder Beklemmung raucht, läßt sich mit Hilfe der in diesem Buch beschriebenen Methoden eine sicherere Alternative finden. Wenn das Rauchen eine reine Gewohnheitssache ist (»Ich rauche automatisch«), sollte ein wenig ernsthaftes Nachdenken über die Folgen zu einem entschlossenen Versuch beitragen, mit dem Rauchen aufzuhören. Wenn eine echte Sucht vorliegt (»Ich sehne mich nach einer Zigarette, wenn ich eine Zeitlang nicht rauchen konnte«), ist eine sehr starke Motivation erforderlich, um die Gewohnheit zu durchbrechen. Hypnose und Akupunktur können zur Motivierung des Betroffenen und zur Reduzierung der Entzugserscheinungen beitragen. Eine Reihe von Zusätzen zur Nahrung ist ebenfalls hilfreich. Dazu gehören unter anderem:

1. 1 gute Vitamin-B-Komplex-Tablette täglich
2. 100–500 mg Vitamin B^3 (Nikotinamid) täglich
3. 1 g Vitamin C täglich
4. Calcium und Magnesium in Form von Dolomittabletten, 2–4 täglich

Nehmen Sie all diese Zusätze mit der Nahrung ein.

Alkohol:

Auf extrem niedrigem Niveau hat Alkoholgenuß streßreduzierende Wirkung. Dieses Maß schwankt unweigerlich je nach den individuellen Bedürfnissen, dürfte jedoch kaum höher liegen als täglich etwa 1 1/2 Glas Wein oder 0,4 l Bier oder ein Glas Schnaps.

Alles, was darüber hinausgeht, schafft nahezu sicher mehr Probleme, als es löst. Wenn es schwierig ist, den Alkoholgenuß auf diesem Niveau zu halten, ist es wohl besser, den Alkoholkonsum ganz einzustellen.

Es gibt eine Reihe von Hilfsmitteln gegen die Entzugserscheinungen, die bei einer Einstellung oder drastischen Reduzierung des Alkoholkonsums auftreten. Eins davon ist eine Aminosäure namens L-Glutamin. Es wird vorgeschlagen, während der Entzugsphase täglich drei 500-mg-Tabletten zusammen mit einer hochdosierten Vitamin-B-Komplex-Tablette zu nehmen. Zusätzlich sind mindestens 1 g Vitamin C und ein Multimineralpräparat zu empfehlen. Es ist äußerst wichtig, für eine ausgewogene, regelmäßige Ernährung zu sorgen.

Tee, Kaffee, Kakao, Schokolade und Cola-Getränke sollten aus der Kost gestrichen und durch Kräutertee, Kaffee-Ersatz, Hefeextraktgetränke und Frucht- oder Gemüsesäfte ersetzt werden. Eine Wirkung koffeinhaltiger Nahrungsmittel und Getränke besteht darin, daß sie die Leber zur Freisetzung von gespeichertem Zucker anregen. Wenn auch die Nahrung noch raffinierten Zucker enthält, wird die Aufgabe des Körpers, den Blutzucker auf einem vernünftigen Niveau zu halten, noch schwieriger. Nach jeder Zucker->Injektion< (sei es direkt durch die Nahrung oder über die Leber nach einem anregenden Getränk) muß der Zuckerkontrollmechanismus des Körpers reagieren. Zu dieser Reaktion gehören die Insulinproduktion durch die Bauchspeicheldrüse und die daraus folgenden Schwankungen des Blutzuckerspiegels mit Begleiterscheinungen wie Stimmungsänderungen, Reizbarkeit und größerer Anfälligkeit für Streß. Raffinierter Zucker und Kohlenhydrate wie Weißmehlprodukte sollten daher nur eine untergeordnete oder überhaupt keine Rolle in der >Anti-Streß<-Ernährung spielen.

Ändern Sie Ihre Gewohnheiten

1. Arbeiten Sie nicht mehr als zehn Stunden am Tag und sorgen Sie dafür, daß Sie wenigstens 1 1/2 Tage in der Woche von Routinearbeit befreit sind. Wenn irgend möglich, machen Sie einmal im Jahr Urlaub »weit weg von allem«.

2. Legen Sie jeden Tag mindestens zwei Pausen für Entspannung oder Meditation ein. Nehmen Sie sich dafür am Morgen und am Abend oder unmittelbar vor einer Mahlzeit Zeit.

3. Betätigen Sie sich wenigstens zehn Minuten am Tag oder viermal in der Woche für jeweils 20 Minuten körperlich aktiv.

4. Sorgen Sie für eine ausgewogene Ernährung und lassen Sie streßverursachende Nahrung und Getränke beiseite.

5. Versuchen Sie, sich entspannt zu bewegen, zu reden und zu verhalten.

6. Lassen Sie sich beraten bei sexuellen oder emotionellen Problemen, die Ihnen im Unterbewußtsein zu schaffen machen oder bewußt Beklemmung verursachen.

7. Wenn es am Arbeitsplatz oder zu Hause streßverursachende Faktoren gibt, die sich abändern lassen, unternehmen Sie konkrete Schritte in Richtung auf eine solche Änderung.

8. Legen Sie sich ein kreatives anstelle eines auf Wettbewerb ausgerichteten Hobbys zu, z. B. Malen, Heimwerken, Gärtnern usw.

9. Versuchen Sie, in der Gegenwart zu leben, und vermeiden Sie unangebrachtes Nachsinnen über vergangene oder mögliche künftige Ereignisse.

10. Konzentrieren Sie sich auf Ihre augenblickliche Aufgabe und beenden Sie immer erst eine Sache, bevor Sie die nächste in Angriff nehmen.

11. Setzen Sie sich keine Termine und machen Sie keine »unmöglichen« Versprechungen, die zu Streß führen könnten. Laden Sie sich nur so viel auf, wie Sie ohne weiteres bewältigen können.

12. Lernen Sie, Gefühle offen und sachlich auszudrücken und auf der anderen Seite sorgfältig zuzuhören.

13. Übernehmen Sie die persönliche Verantwortung für Ihr Leben und Ihre Gesundheit – suchen Sie nicht außerhalb Ihrer eigenen Person nach Ursachen oder Behandlung, soweit es sich nicht um objektive Richtlinien und praktischen Rat eines Arztes handelt.

14. Grüßen Sie andere Menschen, lächeln Sie sie an und reagieren Sie ganz allgemein so, wie Sie selbst behandelt werden möchten.

15. Sorgen Sie für eine negative Ionenverteilung bei sich zu Haus oder am Arbeitsplatz und achten Sie darauf, daß Sie ausreichend Licht des gesamten Spektrums erhalten.

7. Einstellungsweisen und Überzeugungen

Im Bereich Streß gibt es viele Faktoren, die nicht unserer Kontrolle unterliegen. Wir alle müssen die Veränderungen im Leben verspüren, die ein unvermeidbarer Teil des Lebensvorgangs sind, wie beispielsweise aufzuwachsen, zur Schule zu gehen, das Haus zu verlassen, Arbeit zu bekommen usw. Wir alle unterliegen zu irgendeiner Zeit plötzlich auftretenden streßbelasteten Ereignissen wie Todesfällen oder anderen persönlichen Katastrophen. Wir sind in der Mehrzahl von Beklemmung über unwägbare Dinge wie Weltfrieden, wirtschaftliche Rezession usw. betroffen. Der eine wird mit diesen Situationen gut fertig, während beim anderen noch eine Sammlung selbstverursachter Streßfaktoren hinzukommt, die das direkte Resultat von einerseits einer Nichtbeschäftigung mit lösbaren Problemen und anderererseits von selbsterzeugtem Streß sind, der auf Einstellungsweisen, Überzeugungen und Persönlichkeitsfaktoren zurückgeht, die alle revidiert oder modifiziert werden können. Da das Ziel dieses Buches zum Teil darin besteht, dem einzelnen zu helfen, mögliche Wege zur Reduzierung und Vermeidung von Streß zu erkennen, müssen diese in der eigenen Person liegenden Aspekte des Problems »Einstellungsweisen und Überzeugungen« Berücksichtigung finden.

Ungewißheit ist eine Hauptursache für Streß, zu deren Reduzierung praktische Maßnahmen erforderlich sind. Wenn beispielsweise jemand von Entlassung bedroht ist, sollte er methodisch nach anderer Arbeit suchen. Er sollte eine Umschulung in Erwägung ziehen. Fortbildungsmaßnahmen sollten in die Überlegungen einbezogen werden, um die Aussicht auf einen Arbeitsplatz zu verbessern. Nach einer Entlassung ist es sehr wichtig, daß der Betroffene seine Fähigkeiten und sein Wissen nicht verliert. Geist und Körper sollten aktiv bleiben, und man muß sich einer positiven Einstellung befleißigen. Die Alternative besteht darin, sich zu quälen, nervös und schlaflos zu werden. Damit verringert sich die Chance, das gewünschte Ziel zu erreichen, weil die persönliche Effizienz durch Streß vermindert wird.

Ähnliches gilt für die meisten Fälle von Ungewißheit im Krankheitsfall. Ein unerklärtes Symptom beispielsweise kann oft dazu führen, daß man sich alle möglichen schlimmen Auswirkungen vorstellt. Sobald eine Diagnose vorliegt, kann man dann positive Schritte unternehmen, und obgleich hinsichtlich des Ergebnisses noch eine gewisse Beklemmung vorhanden sein kann, ist doch die Hauptursache für Ungewißheit und Streß beseitigt. Man wird immer am besten mit dem fertig, was identifizierbar und erkennbar ist, nicht mit dem, was formlos und ungreifbar ist. Wir sollten alle machbaren Anstrengungen unternehmen, die Ungewißheit zu verringern, und uns dabei auf diejenigen Dinge konzentrieren, die unserer Kontrolle unterliegen. In manchen Fällen gibt es vielleicht keine offensichtliche Möglichkeit. Hier kann man die ganze Sache mit jemand besprechen, der einem sympathisch ist, und wenn sich dann immer noch keine Lösung abzeichnet, kann die Entscheidung, die Angelegenheit zunächst einmal zu den Akten zu legen, durchaus angemessen sein.

Entscheidungen zu fällen ist für viele Menschen eine Quelle für Streß. Man kann nicht alle Möglichkeiten im voraus bedenken, doch eine grundlegende Planung mit Papier und Bleistift, um Ordnung zu schaffen, ist ein guter erster Schritt. Schreiben Sie zunächst das Problem hin und definieren Sie die Wahlmöglichkeiten, die es zu geben scheint. Eine wichtige Wahlmöglichkeit sollten Sie dabei nicht übersehen, nämlich die feste Entscheidung, nichts zu unternehmen. Nach der Definition des Problems und aller vernünftigen Alternativen sollten Sie ein wenig über ungewöhnliche Alternativen nachdenken (das wird als laterales Denken bezeichnet; die meisten Entscheidungen beruhen auf linearem Denken, bei dem man an einem gegebenen Punkt ansetzt und sich auf das Ziel zuarbeitet, und das ist die beste Art, sich mit alltäglichen Problemen zu beschäftigen). Es ist auch eine Hilfe, wenn man eine Vorstellung von einem idealen Endergebnis hat, das dann ebenfalls niedergeschrieben wird. Normalerweise gibt es nur eine begrenzte Anzahl von Wahlmöglichkeiten, deren relative Vor- und Nachteile aufgeschrieben werden sollten. Letztlich muß wahrscheinlich ein Kompromiß in Kauf genommen werden, weil nur selten eine Ideallösung möglich ist, wenn eine Entscheidung Beklemmung hervorgerufen hat. Sobald eine Entscheidung getroffen ist, sollten Sie daran denken, daß sie jederzeit geändert werden kann, wenn sie sich als nicht so erfolgreich wie erhofft erweisen sollte. Eine Witwe beispielsweise, die allein lebt und nicht ausreichend für sich selbst sorgen kann, hat zwei verheiratete Kinder, die in verschiedenen Gegenden wohnen. Beide möchten, daß sie zu ihnen oder in ihre Nähe zieht. Zu welchem Kind sie auch geht, das andere wird sich zurückgesetzt vorkommen (so glaubt sie wenigstens). Was ist zu tun? Sie könnte entweder bleiben, wo sie ist, oder zu einem der beiden Kinder ziehen. Ein Kompromiß bestände darin, abwechselnd eine gewisse Zeit bei beiden zu verbringen oder sich zusammen mit jemand anders eine Wohnung zu teilen. Keine der Lösungen ist ideal, doch es ist wichtig, die erwünschteste (oder am wenigsten unerwünschte) Wahl zu treffen und dann abzuwarten, was dabei herauskommt. Wenn die erste Lösung sich als Fehlschlag herausstellt, kann man immer noch weitere Schritte unternehmen. Die anfängliche Unentschlossenheit ist es, die Streß verursacht. Sobald eine Entscheidung gefallen ist, kommt es zu einer bedeutenden Verringerung von Belastung und Streß.

Negative Emotionen, die lange aufrechterhalten werden und oft keinen Ausdruck finden, können an einem Menschen nagen und großen Schaden verursachen. Viel Streß entsteht aus langgehegter Verstimmung oder Groll über reale oder imaginäre Streitigkeiten, die oft Jahre zurückliegen. Eine Möglichkeit, die in diesen ›emotionellen Sackgassen‹ festsitzenden Spannungen abzubauen, bedient sich einer, wie man es nennen könnte, ›Therapie der Vergebung‹. Wenn allein der Gedanke an jemand ausreicht, um eine ausgeprägte Spannung hervorzurufen, ist wahrscheinlich der geeignete Fall für eine solche Therapie gegeben. Zuallererst muß man sich darüber klar werden, daß alles, was auch geschehen sein mag, in der Vergangenheit liegt und daß sich diese Tatsache absolut nicht ändern läßt. Zweitens sollte man erkennen, daß ein Festhalten an einer negativen emotionellen Erregung über etwas Vergangenes nur der eigenen Person schadet und wohl kaum vernünftig ist. Wie die Umstände auch liegen, es ist immer möglich, reinen Tisch zu machen und geistig mit dem Geschehen abzuschließen. Wenn es sich machen läßt, kann dem Betroffenen die Vergebung mündlich oder schriftlich in offener Form mitgeteilt werden. Als Reaktion auf einen solchen Vorschlag hört man häufig: »Aber ich will den Kontakt nicht wieder aufnehmen. Diese Beziehung ist aus und vorbei.« In Wahrheit ist die Beziehung noch so lange äußerst lebendig, wie sie ein solches Maß an emotioneller Kraft enthält, daß allein der Gedanke an den Kontakt Widerwillen hervorruft. Sie ist erst dann aus und vorbei, wenn die Möglichkeit eines solchen Kontakts nur noch zu einem Gefühl der Gleichgültigkeit führt, und das passiert nur, wenn der anderen Partei vergeben worden ist. Ein Kontakt ist unnötig, ja, solche Gefühle richten sich oft auf Menschen, die seit langer Zeit tot sind. Es gibt beispielsweise Fälle von Juden, die den Holocaust überlebt haben und einen verständlichen, aber (für sie selbst) schädlichen Haß auf Deutschland und alles Deutsche hegen. Wenn diese Menschen sich zu einer Vergebung für die im Krieg begangenen Verbrechen durchringen können, findet oft eine Wandlung statt, die an das Religiöse grenzt und die möglicherweise demjenigen leichter zuteil wird, der einer höheren Macht vertraut; das ist jedoch hier nicht von Bedeutung.

Persönliche Beziehungen bilden auch eine Quelle für streßbelastete Begegnungen. Je besser wir verstehen, warum wir uns benehmen, wie wir uns benehmen, und warum andere sich verhalten, wie sie sich verhalten, desto leichter wird es, unerfreuliche und streßverursachende Beziehungen zu entschärfen. Dieses Prinzip bildet die Grundlage der sogenannten ›Transaktionsanalyse‹. In »Ich bin o.k. – Du bist o.k.«, seinem Buch zu diesem Thema, erklärt Dr. Thomas Harris, daß in jedem von uns drei Zustände existieren. Das ist so, als wenn in jedem Erwachsenen gleichzeitig dasselbe kleine Wesen, das er im Alter von drei Jahren war, existiert und dazu ein ›Zustand‹, der etwas mit seinen Eltern zu tun hat. Weiterhin finden sich im Gehirn ›Aufzeichnungen‹ von tatsächlich geschehenen internen und externen Ereignissen, deren wichtigste in den ersten fünf Lebensjahren passiert sind. Dr. Harris beschreibt dann einen dritten Zustand (die beiden ersten werden als ›Kindheits-Ich‹ und ›Eltern-Ich‹ bezeichnet), das sogenannte ›Erwachsenen-Ich«. Diese psychologischen Zustände stehen in einer Wechselbeziehung und beeinflussen alle Entscheidungen und Beziehungen, und es lohnt sich für den einzelnen, die Elemente des ›Kindheits-Ich‹ und des ›Eltern-Ich‹ in seinem Verhalten zu erkennen. Kindhaftes Denken, so wird gesagt, manifestiert sich in Zweifeln, Ängsten und Gefühlen der Verletzlichkeit mit Verhaltensformen wie Weinen, Wutanfällen, Kichern und Achselzucken. ›Elternhafte‹ Einstellung zeigt sich in Form von starren Standpunkten, Schelten, Warnungen und Verboten mit Verhaltensformen wie Stirnrunzeln, erhobenem Zeigefinger, ›schockiertem‹ Gesichtsausdruck, Kreuzen der Arme vor der Brust, Seufzen und so fort.

Das ›Erwachsenen-Ich‹ wird mit einem Computer verglichen, der die Entscheidungen fällt, nachdem er die Informationen des ›Kindheits-Ich‹ und des ›Eltern-Ich‹ sowie alle im Leben gesammelten Erfahrungsdaten abgewogen hat. Beim Umgang mit anderen Menschen lohnt es sich, zu erkennen zu versuchen, wie diese Typen sich manifestieren. Wenn bei jemandem das ›Kindheits-Ich‹ zum Ausdruck kommt, kann man die Möglichkeit, daß Streß entsteht, verringern, indem man diese Tatsache respektiert und besänftigend auf ihn einredet (wie man mit einem Kind spricht); denn es ist nicht kindisch, dieses ›Kindheits-Ich‹ zu zeigen, sondern nur Ausdruck einer gewissen Unsicherheit unter den besonderen Umständen.

Wenn Sie feststellen, daß Sie schnell beleidigt sind, sollten Sie das alte Mittel anwenden und »bis zehn zählen«, denn das gibt dem ›Erwachsenen‹ in Ihnen Zeit, die Informationen auszuwerten und sie auf die Gültigkeit oder Ungültigkeit der anfänglichen Reaktion (des ›Eltern-Ich‹ oder des ›Kindheits-Ich‹) hin abzuschätzen. In dieser Hinsicht sagt man immer am besten nichts, statt etwas von sich zu geben, dessen man sich nicht sicher ist oder von dem man weiß, daß es eine Reaktion des ›Kindheits-Ich‹ oder des ›Eltern-Ich‹ darstellt. Natürlich sollte man immer bereit sein, sich Kritik an der eigenen Person anzuhören, ohne auf die *Tatsache* zu reagieren, daß man kritisiert wird. Hören Sie sich an, was gesagt wird, werten Sie es aus, und ändern Sie dann entweder Ihr Verhalten oder erklären Sie die Gründe dafür. Mit dieser Einstellung vermeiden Sie Konfrontationen und erhalten einen Einblick darin, wie Sie von anderen Menschen gesehen werden. Denken Sie daran, daß der Unterschied zwischen der realen Welt und der Welt, wie sie sich der einzelne wünscht, ein wesentlicher Streßfaktor sein kann. Die Vorstellung davon, wie die Dinge sein sollten, wird stark vom ›Eltern-Ich‹ und ›Kindheits-Ich‹ beeinflußt. Wenn das ›Erwachsenen-Ich‹ die Kontrolle über die Situation übernehmen und das durch Erfahrung gewonnene Verständnis einsetzen kann, sind die Reaktionen weniger regelwidrig und streßbelastet.

Wenn Sie Ihr Leben ändern, um den Streß zu verringern, sollten Sie sich auch andere Gewohnheiten als nur Rauchen und Trinken vornehmen. Man kann sich beispielsweise angewöhnen, ernst, freudlos und streng dreinzublicken, wenn es eigentlich genauso einfach ist, einen unbeschwerten Ausdruck zu zeigen und zu lächeln. Es ist eine eigenartige Tatsache, daß unsere Emotionen darauf reagieren, wie wir dreinblicken und umgekehrt. Ein freundliches Wort, ein Lächeln, tätiges Interesse an anderen, Toleranz und Lob statt Kritik, all das führt zu einem Feedback von Wärme und Zufriedenheit und kann den Streß zu Hause und am Arbeitsplatz enorm verringern. Welches Bild machen Sie sich von sich selbst, und entspricht dieses Bild dem, das andere von Ihnen haben? Wenn es in Ihrer Umgebung an Harmonie fehlt, ist es gut möglich, daß Sie ein unzufriedenes, streßverursachendes Bild abgeben. Die in der Denkens- und Verhaltensweise erforderlichen Änderungen kosten Mühe, aber die Ergebnisse sind es wert.

Eine Sache ist äußerst wichtig, nämlich daß wir lernen müssen, das zu akzeptieren, was nicht zu ändern ist; wir müssen versuchen, die Auswirkungen von *unvermeidlichen* streßbelasteten Episoden im Leben mittels Entspannungstechniken und durch persönliche Entwicklung möglichst gering zu halten. Da schätzungsweise 85 Prozent aller Krankheitssymptome eine Reaktion auf Streß darstellen und viele Erkrankungen zumindest teilweise auf Emotionen zurückgehen, ist es offensichtlich von entscheidender Bedeutung, sie in gewissem Ausmaß kontrollieren zu können.

Eine häufige Reaktion auf die Anregung, daß jemand wohl am besten täte, wenn er sein Verhalten änderte, besteht aus dem Satz: »So bin ich nun mal, ich kann nicht anders.« Das ist schlicht ein Vorwand, um nicht das tun zu müssen, was am erstrebenswertesten ist, d. h. sein Verhalten dahingehend zu ändern, daß es weniger Streß verursacht. Eine Änderung ist immer möglich, und sie muß damit beginnen, daß man die Natur des Problems erkennt. Ein Kleptomane mag sich darüber klar sein, daß sein Verhalten letztendlich zu Verhaftung und Schande führt. Der Wunsch, das zu vermeiden, mag zu dem entschlossenen Versuch führen, den Drang zum Stehlen zu überwinden. Das Endergebnis ist zusätzlicher Streß und die Wahrscheinlichkeit, daß der Drang trotzdem über die Furcht vor der Strafe siegt. Wenn man andererseits aber feststellen könnte, *warum* der Betreffende stiehlt, setzte die erwünschte Änderung ein und könnte auch ohne Streß erreicht werden. Der Schlüssel zu einer schmerzlosen Änderung von Verhaltensmustern liegt im *Verstehen der Gründe für ein solches Verhalten.* Um zu einem solchen Verständnis zu kommen, mag durchaus die Psychotherapie erforderlich sein.

8. Die Rolle der Psychotherapie

Alle Erkrankungen stehen irgendwie mit der emotionellen, psychischen oder geistigen Struktur des einzelnen in Verbindung. Eine psychotherapeutische Behandlung folgt keinem einheitlichen Schema. Es gibt eine Vielzahl von Methoden, die alle darauf abzielen, dem Patienten einen Einblick hinsichtlich der Ursache seines spezifischen Gesundheitsproblems zu vermitteln. Solche offensichtlichen Symptome wie Depressionen, Phobien, Neurosen usw. bieten sich schon vom Äußeren her eher für die Psychotherapie an als etwa Erscheinungen wie Kolitis, Arthritis, Bluthochdruck, Diabetes oder Magengeschwüre. Trotzdem findet sich bei all diesen Dingen häufig eine nicht unbedeutende psychosomatische Komponente, d. h. die Psyche hat den Körper beeinflußt.

Wie wir im Abschnitt über ›gelenkte Vorstellung‹ oder Visualisierung sehen werden, funktioniert das Hauptprinzip in zwei Richtungen. Wenn negative Emotionen widrige Auswirkungen auf die Gesundheit haben können, können positive Bilder und Gedanken Gesundheit und Wohlergehen zum Guten hin beeinflussen. Ob es sich bei der benutzten psychotherapeutischen Methode um die traditionelle Psychoanalyse mit Psychiater und Patient handelt, um eine Form der Gruppentherapie unter der Überwachung eines ausgebildeten Therapeuten oder um eine der neueren Formen der ›humanistischen‹ Psychotherapie, die Ziele sind die gleichen. Es geht darum, dem Individuum Aspekte seiner selbst aufzuzeigen und ihn mittels dieser Einblicke in die Lage zu versetzen, das Leben besser zu bewältigen. Bei diesem Vorgang sollen die verschiedenen Symptome sich bessern, verschwinden oder sich zumindest nicht verschlimmern.

Der Erfolg dieser Methoden hängt zu einem großen Teil von der Einstellung und der Zusammenarbeit des Patienten ab, der auf Einblicke vorbereitet sein sollte, die nicht immer erfreulich sind. Ein Programm für Einzelsitzungen mit einem Therapeuten bzw. Gruppensitzungen kann sich über viele Monate oder gar Jahre erstrecken, und zwar bei einer Sitzungshäufigkeit von dreimal bis einmal wöchentlich, je nach den Gegebenheiten des Falles. Oft läßt sich eine erfolgreiche Lösung in wenigen Monaten erreichen – viel hängt von der Einstellung des Patienten und seinem Verhältnis zum Therapeuten sowie von der Eignung der gewählten Therapieform ab.

Bestimmte Formen der Psychotherapie für spezifische Krankheitserscheinungen gibt es nicht. Ja, das Sachgebiet ist so abwechslungsreich, daß keinerlei spezifischer Rat zur Therapiewahl möglich ist. Der Betroffene sollte bei allen Schulen der Psychotherapie nach einem positiven und konstruktiven Ansatz zur Lösung seiner Probleme suchen.

Gruppentherapien bieten für Menschen mit verschiedenen Lebenshintergründen die Gelegenheit, ihre eigenen Lebensumstände mit denen anderer zu vergleichen und zu erörtern und die Einstellungsweisen, Gefühle und Zustände der anderen zu beobachten. Auf viel einfachere Weise beruhen die Gruppenaktivitäten der ›Anonymen Alkoholiker‹ und der ›Weight Watchers‹ auf derselben Idee von gegenseitiger Unterstützung und Befreiung aus der Isolation. In der Psychoanalyse erfolgt eine weitaus genauere Untersuchung der ursächlichen Probleme des Individuums auf der Grundlage des Gesprächs unter vier Augen. Die mit Hilfe beider Methoden erzielten Einblicke führen oft zur Lösung tiefsitzender emotioneller Probleme.

›Begegnung‹ ist eine Methode, die aus der Arbeit des amerikanischen Psychologen Kurt Lewin entstand, der Möglichkeiten zur Verbesserung des persönlichen Bewußtseins und der Persönlichkeitsentwicklung durch Training erdachte, und zwar unter Betonung des zwischenmenschlichen Kontakts. Diese Methode wurde in den fünfziger und sechziger Jahren entwickelt und wird heute auf eine Reihe von Arten angewandt. Eine ›Begegnungs‹-Gruppe mit einem ausgebildeten Führer bietet die Gelegenheit, Hemmungen abzubauen und zu lernen, persönliche Verantwortung zu übernehmen, was zu einem größeren Verständnis der eigenen Person und daher auch anderer führt.

Ende der vierziger Jahre dieses Jahrhunderts wurde in Amerika eine Methode namens Sensibilitätstraining entwickelt. Bei dieser, auch als Trainingsgruppentherapie bezeichneten Methode arbeiten Gruppen von sieben bis fünfzehn Leuten zusammen, die sich gegenseitig dabei helfen, Einblicke in Persönlichkeit und Verhalten zu bekommen.

Eine Abart dieser Methode ist das sogenannte ›Psychodrama‹, bei dem die Teilnehmer in Anwesenheit eines erfahrenen Therapeuten spontan dramatische Rollen spielen, um Einblicke in tief verborgene Gefühle und Einstellungsweisen zu erhalten. Bei diesen Rollen handelt es sich um reale oder imaginäre Konflikt- oder Streß-Situationen aus der Vergangenheit, Gegenwart oder Zukunft der Betroffenen. Entwickelt wurde diese Methode von einem Zeitgenossen Freuds, dem Psychiater Jakob Moreno.

Eine von dem amerikanischen Psychotherapeuten Arthur Janov, Ph. D., entwickelte Methode wird als ›Ur‹-Therapie bezeichnet. Das bedeutet, daß dabei versucht wird, seit früher Kindheit verdrängte Streßeindrücke und Spannungen ins Gedächtnis zurückzurufen. Zu diesem Zweck hilft Janov seinen Patienten, bis in ihr Säuglingsalter zurückzugehen. Andere ›Ur‹-Methoden zielen ebenfalls auf den Rückgang in die Kindheit oder bis zur Erfahrung der Geburt ab und können sogar Traumata im Zusammenhang mit Erfahrungen im Mutterleib auslösen. Bei diesen Methoden können Traumanalyse oder Hypnose verwendet werden. Neue ›Ur‹-Therapien sehen die Freisetzung lang gehegter Streßbelastungen als einen natürlichen Vorgang, der stattfinden kann, sobald die Patienten den Mut gefunden haben, frei über ihre grundlegenden Bedürfnisse zu reden und sie nicht mehr zu verdrängen.

Eine andere neuere Schule der Psychotherapie ist die sogenannte *Gestalt*-Therapie. Sie entstand aus der Arbeit von Dr. Frederick Perls, der seine Theorien Ende der fünfziger Jahre in Amerika aufstellte. Eine Analyse des einzelnen und eine Deutung seiner Symptome und Probleme finden nicht statt. Die hier angewandten Methoden zielen darauf ab, dem Individuum erkennen zu helfen, daß viele Aspekte seines Verhaltensmusters, die früher einmal einem unterstützenden Zweck dienten, nicht mehr relevant sind und eigentlich ein Hindernis für sein Wohlergehen darstellen. Beachtung findet die Art und Weise, in der das Individuum seine Bedürfnisse und Einstellungen ausdrückt. Körperhaltungen und Bewegung, Stimmklang, physische Spannungen usw. werden als wichtige Hinweise auf zugrundeliegenden Streß betrachtet. Indem der Patient lernt, diesen zu verstehen und freizusetzen, erfährt er ein gewisses Persönlichkeitswachstum. Der Gestalt-Therapeut kann eine Reihe anderer Disziplinen einsetzen, insbesondere die ›Bio-Energetik‹ und die ›Transaktionsanalyse‹. Ein Schlüsselaspekt der Gestalt-Therapie besteht darin, das Individuum in die Gegenwart zu versetzen und dafür zu sorgen, daß der Augenblick voll ausgekostet wird. Auch dazu müssen wieder unterdrückte Emotionen und Hemmungen abgebaut werden. Die ›Bio-Energetik‹ entstand aus der Arbeit von Wilhelm Reich, M. D., in Amerika. Sie ist darauf ausgerichtet, für ein gesundes Ganzes von Geist und Körper zu sorgen, indem physische Spannungen abgebaut werden, die mit allen psychologischen und emotionellen Problemen einhergehen. Die dazu angewandten Methoden sind komplex und manchmal extrem anstrengend; sie umfassen Atemtechniken, Haltungsverbesserungen und den Abbau von Muskelstreß, der bei jedem Menschen verschieden ist. Die Psychosynthese stammt aus der Arbeit des italienischen Psychiaters Roberto Assagioli und zielt auf die Integration verschiedener Aspekte der Persönlichkeit.

Vieler dieser Methoden haben Eingang in die Arbeit der Humanistic Psychology Association gefunden, deren Ziel es ist, zu einem Gesundheitsniveau zu kommen, das oberhalb der herkömmlichen Vorstellung liegt, in der Gesundheit einfach als Abwesenheit von Krankheit definiert ist. Hoffentlich läßt sich mit Hilfe der oben erwähnten Methoden und ähnlichen Mitteln eine Synthese finden, die alles Nützliche in sich vereint. Manche Methoden sind besser geeignet, um ›Wachstum‹ oder ›Bewußtsein‹ zu erreichen, und andere eignen sich offensichtlich besser für den Abbau von Streß im gestörten Individuum. Gemeinsam haben alle diese Methoden das primäre Interesse am Patienten und nicht an den Symptomen. Ob psychischer Streß sich in physischen Symptomen wie hohem Blutdruck manifestiert oder in psychologischen Symptomen wie Phobien, Neurosen usw., es werden die zugrundeliegenden Ursachen behandelt und nicht die Symptome.

Indem Sie sich die folgenden Kapitel zunutze machen, sollten Sie sich das Ziel setzen, innerhalb weniger Monate auf alle oder doch die meisten der folgenden Fragen eine positive Antwort geben zu können:

1. Fühlen Sie sich wohl?
2. Schlafen Sie gut und wachen Sie erfrischt auf?
3. Mögen Sie die meisten Menschen?
4. Schauen Sie vertrauensvoll in die Zukunft?
5. Genießen Sie das Leben?
6. Sind Sie normalerweise entspannt und zufrieden?
7. Nehmen Sie regelmäßig ausgewogene Kost zu sich?
8. Haben Sie regelmäßig körperliche Bewegung?
9. Sind Sie mit Ihrem Aussehen zufrieden?
10. Stehen Sie in einer gegenseitig zufriedenstellenden emotionellen und/ oder sexuellen Beziehung?

Die Möglichkeiten des einzelnen, sich als Persönlichkeit zu entwickeln und zu wachsen, sind nahezu grenzenlos. Wir verfügen über ungenutzte Hilfsmittel und Reserven, deren sich die meisten von uns nicht einmal andeutungsweise bewußt sind. Gesundheit und Zufriedenheit sind die kostbarsten Güter auf Erden. Die folgenden Kapitel bieten eine Gelegenheit, sie zu erwerben.

5. Entspannungsübungen

Bevor Sie sich an den Meditations- und Visualisierungsübungen (in den folgenden Kapiteln) versuchen, sollten Sie zumindest eine der in diesem Kapitel aufgezeigten Entspannungsmethoden beherrschen und üben. Dadurch erzielen Sie bei den fortgeschritteneren Übungen eine deutlich verbesserte Wirkung.

Bei den Körperfunktionen gibt es zwei Hauptbereiche, die in gewissem Ausmaß der bewußten Kontrolle unterliegen und sich dazu verwenden lassen, Erregung zu modifizieren, d. h. Streß zu verringern. Erinnern Sie sich an die Wirkung von Streß auf den Körper bei der »Kampf oder Flucht«-Situation (siehe S. 24). Zuerst erfolgt ein Anspannen der willkürlichen Muskeln in Vorbereitung auf bevorstehendes Handeln. Im gleichen Augenblick steigert sich die Atemtätigkeit, um den zusätzlichen Sauerstoffbedarf für diese Muskeln zu decken. Bei dem Versuch, zu entspannen und einen chronischen Erregungszustand zu dämpfen, müssen wir uns mit diesen beiden Körperfunktionen befassen. Man kann auch an anderen Punkten den Streßzyklus unterbrechen, beispielsweise mit Hilfe von Biofeedback-Methoden (siehe S. 97); damit kann man lernen, den Blutdruck zu senken, den Herzschlag zu verlangsamen, die Hauttemperatur zu ändern usw. So wirkungsvoll diese Methoden auch sind, handelt es sich dabei doch nur um einfache Beispiele, wie man lernt, Körperfunktionen zu kontrollieren, die normalerweise jenseits der bewußten Kontrolle stehen.

Kritiker behaupten, daß Entspannungsübungen dem einzelnen kein ausreichendes Gefühl für seinen Körper und dessen richtigen Gebrauch vermittelten. Mit Methoden wie der »Alexander-Technik« braucht man viele Monate und oft Jahre, um jemanden zu lehren, wie er seinen Körper richtig einsetzt und Aufgaben und Bewegungen wirkungsvoll und mühelos durchführt. Wenn jemand auf ein spannungsfreies Dasein abzielt, kann diese ausgezeichnete Methode sehr gut ein Schritt in Richtung auf dieses Ideal sein. Sie ist jedoch sehr zeitaufwendig, langwierig und teuer. Mit Entspannung und anderen in diesem Buch aufgezeigten Methoden der Streßbekämpfung wird der einzelne zwar nicht zu einer neuen Art der Nutzung seines Körpers erzogen, aber diese relativ einfachen, sicheren und billigen Methoden, die nur ein wenig regelmäßige Übung erfordern, führen mit Sicherheit zu einer Verbesserung der Körperfunktion, zur Streßverringerung und zu größerem Wohlbefinden. Wenn jemand noch weitergehendere Verbesserungen erzielen möchte, sollte ein Lehrer für die Alexander-Technik konsultiert werden. Weiterhin sollte ein qualifizierter Osteopath eine Strukturanalyse und, falls erforderlich, eine Behandlung durchführen, um sicherzustellen, daß eventuell vorhandene Bereiche mit mechanischen Beschränkungen, und zwar insbesondere bei Wirbelsäule und Becken, vor der Aufnahme von Entspannungsübungen korrigiert werden.

Im Anfangsstadium ist es am besten, die eine oder andere Entspannungsübung mindestens einmal und idealerweise zweimal täglich fünf bis fünfzehn Minuten lang zu machen. Sobald Sie alle Methoden jeweils mehrmals durchprobiert haben, sollten Sie sich darüber im klaren sein, welche sich am besten für Sie eignet. Die gewählte Methode (oder Methoden) sollten dann zweimal täglich in einer ruhigen Umgebung angewandt werden. Sobald Sie sie beherrschen, werden Sie feststellen, daß dieses regelmäßige Üben Sie in die Lage versetzt, die Technik in jeder beliebigen Situation anzuwenden. Die Anwendung einer der Entspannungsübungen in einer möglicherweise angespannten oder streßbelasteten Lage wird Sie merklich beruhigen und die normalerweise auftretenden physischen und psychologischen Auswirkungen verringern. Lampenfieber, Nervenflattern bei Gesprächen und Prüfungen, Frustration in einem Verkehrsstau, Verspätung bei einer Verabredung, Ärger bei einer Meinungsverschiedenheit – all das läßt sich mit Hilfe dieser Techniken auf eine sanfte, kontrollierte Reaktion reduzieren.

Die Umgebung, in der Entspannungsübungen praktiziert werden, sollte ruhig und nicht übermäßig warm oder kalt sein. Die Unterlage für die Übung sollte fest sein, aber nicht so hart, daß es unbequem ist, und auch nicht so weich, daß sie zum Einschlafen verführt. Eine Decke auf einem teppichbelegten Fußboden ist möglicherweise ideal. Die Kleidung sollte locker sitzen und keine einschnürenden oder ablenkenden Teile aufweisen. Legen Sie Schuhe, Krawatte, BH und Gürtel ab. Die Rückenlage ist die ideale Stellung, und zwar mit einem kleinen Nackenkissen und einem weiteren Kissen unter den Knien, wenn es für den Rücken auf diese Art bequemer ist (für jemand, der Schwierigkeiten im unteren Rückenbereich oder einen Hohlrücken hat, ist es wahrscheinlich mit angewinkelten Knien bequemer). Wer in Rückenlage leicht einschläft, sollte die Übung im Sitzen durchführen und sich dabei anlehnen. Manche Meister des Yoga bevorzugen die Lotusstellung mit gekreuzten Beinen, während andere lieber knien und das Gesäß dabei mit einem kleinen Hocker unterstützen. Welche Stellung Sie auch wählen, bei den beiden ersten Übungen ist der einzig wichtige Aspekt, daß es bequem für Sie ist. Bei späteren Übungen wird dann angegeben, ob eine bestimmte Stellung erwünscht ist. Ein Einschlafen bei den Übungen sollte vermieden werden, weil das Ziel darin besteht, etwas *bewußt* zu üben und zu erfahren.

Während der Entspannungsphase sollten keine ablenkenden Geräusche wie etwa vom Radio oder Fernseher zu hören sein, und es sollte kein Gefühl des Zeitdrucks herrschen. Es ist wahrscheinlich am besten, diese Übungen nicht zu schnell nach einer Mahlzeit zu machen. Morgens und abends scheint für die meisten Menschen die beste Zeit zu sein. Bemühen Sie sich, keine Übungen auszulassen, sobald Sie eine gewisse Routine entwickelt haben, denn nur durch ständige Wiederholung gelangt man zur Beherrschung der ersten Stufen der Entspannung, die dann zur Tiefenentspannung und anderen Methoden der »Bewußtseinskontrolle« führen. Zunächst mag es so aussehen, als wenn nichts passiert. Ja, der verkrampfte Mensch glaubt wahrscheinlich tief im Innern, daß dermaßen einfache Maßnahmen, so hilfreich sie auch bei anderen sein mögen, für ihn mit seinem überaktiven Bewußtsein, das sich einfach nicht entspannen kann, nichts sind. Eine geduldige, ausdauernde und sorgfältige Anwendung wird aber selbst diesen Typ A davon überzeugen, daß die Methoden der Mühe wert sind.

Wenn Sie mit den Übungen anfangen, werden Sie feststellen, daß sich von Zeit zu Zeit Gedanken aufdrängen, die den reibungslosen Ablauf der Übungen unterbrechen. Das ist normal und zu erwarten. Reagieren Sie nicht mit Sorge oder Ärger. Wenn sich ein Gedanke bemerkbar macht, schieben Sie ihn *sanft* auf die Seite und nehmen die Übung wieder auf. Es spielt keine Rolle, wie häufig solche Unterbrechungen vorkommen; machen Sie einfach dort weiter, wo Sie aufgehört haben. Allmählich, Woche um Woche, treten weniger Unterbrechungen auf, und die Entspannung vertieft sich. Welche Übung auch angewandt wird, Sie sollten sich bewußt sein, daß es keine für jeden gleiche Reaktion gibt. Ihr Körper und Ihr Geist reagieren auf *Ihre* Art. Seien Sie passiv, versuchen Sie nicht, die Übung zu »erzwingen«. Die Entspannung kommt mit ihrem eigenen Tempo. Beobachten Sie die stattfindenden Vorgänge; spüren Sie die einzeln auftretenden Veränderungen. Lassen Sie die Dinge an sich herankommen und registrieren Sie Ihre Gedanken und Gefühle. Vor allem, seien Sie geduldig und passiv.

1. Rhythmische Bauchatmung

Sorgen Sie, während Sie die Technik erlernen, dafür, daß Sie am Tag zweimal fünf bis fünfzehn Minuten frei haben. Suchen Sie sich ein ruhiges Zimmer, in dem Sie nicht gestört werden. Legen Sie sich auf den Rücken, Kopf und Schultern leicht angehoben und ein Kissen unter den Knien, um diese und den Rücken zu entlasten. Legen Sie die Hände auf den Oberbauch, schließen Sie die Augen und machen Sie es sich bequem. Sorgen Sie dafür, daß Ihnen nichts im Weg liegt und es im Zimmer nichts gibt, was Sie ablenken könnte, wie beispielsweise Sonnenlicht, eine Uhr, Tiere und so weiter. Sie können sich auch leicht zurückgelehnt hinsetzen, was sogar oft der Rückenlage vorgezogen wird. Probieren Sie beide Stellungen und wählen Sie die für Sie bequemste.

Die Atmung ist sehr wichtig bei der Entspannung, und zwar besonders im Anfangsstadium. Jemand, der mit sich und der Welt zufrieden ist, atmet langsam, tief und rhythmisch. Das Atmen ist die einzige unwillkürliche Körperfunktion, die man steuern kann. Die Steuerung erfolgt teilweise durch das autonome und teilweise durch das zentrale Nervensystem. Das autonome Nervensystem ist dasjenige, das vitale Funktionen, endokrine Sekretionen (Hormone) und Emotionen steuert. Durch die Steuerung der Atmung kann man all diese Dinge beeinflussen und für eine kurze Zeit die bewußte Verantwortung für sie übernehmen.

Das Ziel ist es, langsam, tief und rhythmisch zu atmen. Sie dürfen nicht erwarten, das von Anfang an perfekt zu können – bis dahin kann es Wochen dauern. Atmen Sie langsam und tief durch die Nase ein. Der Bauch, auf dem die Hände liegen, sollte sich bei Beginn des Einatmens sanft heben. Man muß das Heben und Senken des Bauchs merken, um festzustellen, daß das Zwerchfell richtig eingesetzt wird. Das Einatmen sollte langsam, ungezwungen und ohne Eile vor sich gehen. Zählen Sie dabei im stillen und langsam bis vier, fünf oder sechs. Warten Sie nach dem vollständigen Einatmen zwei oder drei Sekunden und atmen Sie dann langsam durch die Nase aus. Dabei sollten Sie fühlen, wie die Bauchdecke sich langsam senkt. Zählen Sie wie beim Einatmen (wieder bis vier, fünf oder sechs). *Das Ausatmen sollte mindestens so lange dauern wie das Einatmen.*

Während des Ein- und Ausatmens sollte kein Gefühl der Anstrengung auftreten. Wenn Sie zu Anfang meinen, bei »drei« voll ein- bzw. ausgeatmet zu haben, belassen Sie es dabei. Versuchen Sie den Rhythmus allmählich zu verlangsamen, bis Sie langsam bis fünf oder sechs zählen können, und zwar beim

Ein- wie auch beim Ausatmen mit einer dazwischenliegenden Pause von jeweils zwei oder drei Sekunden.

Denken Sie daran, jeden Atemzug mit einem Anheben der Bauchdecke zu beginnen. Wenn das Bewußtsein dermaßen mit der Mechanik des Atmens und dem rhythmischen Zählen beschäftigt ist, bleibt nur wenig Raum für andere Gedanken. Trotzdem werden sich zumindest zu Anfang Nebengedanken einschleichen. Dieses Atemschema sollte fünfzehn bis zwanzig Mal wiederholt werden, und da jeder Zyklus etwa 15 Sekunden dauert, sollte diese Übung insgesamt etwa fünf Minuten in Anspruch nehmen.

Sobald Mechanik des Atmens und Zählen zu einem festen Schema geworden sind, sollten Sie während der Übung in den einzelnen Phasen an eine Reihe von Dingen denken. Versuchen Sie beispielsweise beim Einatmen zu fühlen, wie mit der Luft Wärme und Energie in den Körper eindringen. Verspüren Sie beim Ausatmen, wie Sie tiefer in die Unterlage, auf der Sie liegen, einsinken. Mit einem Gefühl der Wärme und Schwere während der wiederholten Atemzyklen beginnt der Entspannungsprozeß wirksam zu werden. Physiologisch gesehen wird bei dieser Übung der Herzrhythmus verlangsamt, die Aktivität des Sympathikussystems verringert, verkrampfte Muskeln entspannt; dazu erhält das ausgleichende, stärkende parasympathische Nervensystem die Möglichkeit, seine Funktion wahrzunehmen, und es kommt zu einer geistigen Beruhigung. Im Anfangsstadium reicht das für eine Sitzung. Wenn Sie diese Übung beherrschen, können Sie sie als Auftakt zu einer der anderen Entspannungsübungen verwenden, und später dann, in einer abgekürzten Version vo etwa acht bis zehn Atemzyklen, als Vorspiel zu einer der Meditations- oder Visualisierungsübungen.

Stehen Sie nach Beendigung der Übung nicht sofort auf, sondern warten Sie eine oder zwei Minuten, in denen Sie Ihrem Bewußtsein gestatten, Empfindungen von Ruhe, Wärme, Schwere usw. wahrzunehmen. Wenn Sie die Übung erst einmal beherrschen, können Sie sie in jeder angespannten Lage mit der Gewißheit anwenden, daß sie die normale erregte Reaktion besänftigt und dazu führt, daß Sie weitaus besser mit der Situation fertig werden.

2. Atmung mit Wortwiederholung

Nehmen Sie in einem geeigneten Raum eine bequeme sitzende oder liegende Stellung ein. Schließen Sie die Augen und versuchen Sie, ein Gefühl der Schwere und Ruhe hervorzurufen. Konzentrieren Sie Ihre Aufmerksamkeit auf den Körper, indem Sie Bereich um Bereich kurz auf offensichtliche Spannungen hin untersuchen. Beginnen Sie bei den Füßen und dann weiter zu Unterschenkeln, Oberschenkeln, Hüften, Gesäß, Bauch, unterer Rückenpartie, Brust, Schultern, Nacken, Gesicht, Armen und Händen. Vergessen Sie nicht die Augen- und Kiefermuskeln. Viele Menschen haben die Angewohnheit, zu blinzeln und die Kiefermuskeln anzuspannen. Wenn das auch auf Sie zutrifft, müssen Sie besonders darauf achten, diese Bereiche zu entspannen, bevor Sie die Übung fortsetzen.

Das Ganze sollte nur ein kurzer Überblick sein und nicht länger als ein paar Sekunden je Bereich dauern. Wenn Sie sich die einzelnen Bereiche vorstellen, sollte jede offensichtliche Spannung dort gelöst werden. Wenn Sie sich nicht sicher sind, ob ein Muskel oder Bereich entspannt ist, spannen Sie ihn ein paar Sekunden lang an und lockern ihn dann. Diese kurze, aber wirksame progressive Muskelentspannung von einem Bereich zum nächsten bereitet Sie auf die eigentliche Übung vor. An dieser Stelle sollte noch einmal betont werden, daß Entspannung etwas Passives ist. Sie können nicht »versuchen«, sich zu entspannen, denn das ist ein Widerspruch in sich. Entspannung ist ein Sich-Gehen-Lassen, ein Abschalten, das im Idealfall nichts mit Anstrengung zu tun hat. Die Anregung, Bereiche, in denen Unklarheit besteht, erst einmal anzuspannen und dann zu lockern, dient nur als Hilfe, um dem Bewußtsein den Unterschied zwischen diesen beiden Zuständen zu verdeutlichen. Auf diese Weise entwickelt sich eine allmähliche Bewußtheit, mit der Sie Spannung fühlen können, wenn sie auftritt, und, was am wichtigsten ist, mit der Sie diese Spannung lösen können (das ist die Grundlage der progressiven Muskelentspannung, die genauer in Übung Nr. 4 beschrieben ist). Für die Zwecke dieser Übung reicht die oben aufgeführte abgekürzte Methode als Vorbereitung auf die folgende Atemübung völlig aus.

Beginnen Sie nach einer oder höchstens zwei Minuten der Lockerung verspannter Bereiche der Muskulatur, durch die Nase ein- und auszuatmen. Achten Sie passiv auf Ihre Atmung und sprechen Sie beim Ausatmen *im stillen* und langsam ein beliebiges einsilbiges Wort. Atmen Sie so schnell oder langsam, wie es für Sie am bequemsten ist; es gibt keinen Grund zur Eile und auch keinen Grund, besonders langsam zu atmen. Der Rhythmus sollte so natürlich und ungezwungen wie möglich sein, nicht besonders tief oder ungewöhnlich flach. Es kann durchaus vorkommen, daß er sich von Zeit zu Zeit ändert oder daß Sie in gewissen Abständen sehr tief ausatmen oder seufzen. Lassen Sie es einfach geschehen, versuchen Sie nicht, den Rhythmus oder die Tiefe der Atemzüge zu steuern – nutzen Sie die Atmung einfach dazu, die wiederholte, langsame Aussprache eines Wortes oder Geräusches zeitlich abzustimmen. Viele Menschen nehmen das Wort »eins« für diesen Zweck, aber jedes andere kurze Wort tut es auch. Denken Sie daran, das Wort beim Ausatmen zu sprechen. Machen Sie etwa zehn Minuten so weiter. Schließlich sollte sich ein Gefühl von Stille und Ruhe bemerkbar machen. In manchen Fällen ist schnell ein Gefühl der Zufriedenheit und tiefen Entspannung erreicht. In anderen Fällen kommt es nur zu einem allmählich wachsenden Gefühl, weniger gestreßt zu sein. Immer, wenn diese Art von Übung gemäß Anleitung durchgeführt wird, erfolgen aber positive physiologische Veränderungen, und zwar unabhängig von subjektiv empfundenen Gefühlen. Mit anderen Worten, *der Streß wird von Anfang an in gewissem Ausmaß reduziert, ob Sie es merken oder nicht.* Viele Leute erwarten sofortige, offensichtliche Veränderungen. Wenn sie in dieser Erwartung enttäuscht werden, verzichten sie auf regelmäßige Durchführung der Übungen. Das ist bedauerlich und eine Verschwendung, denn es steht definitiv fest, daß die Übungen sich oft lange, bevor überhaupt eine Verbesserung wahrzunehmen ist, positiv auswirken.

Es kann durchaus vorkommen, daß die Wiederholung des gewählten Wortes von Zeit zu Zeit durch sich aufdrängende Gedanken unterbrochen wird. Fühlen Sie sich nicht irritiert, wenn das passiert, sondern nehmen Sie das Wort beim Ausatmen einfach wieder auf. Jeder einzelne profitiert in seinem eigenen Tempo von dieser Übung.

Hören Sie nach etwa zehn Minuten mit der Wiederholung des Wortes auf und gestatten Sie sich den Luxus, an nichts zu denken. Lassen Sie Ihr Bewußtsein in dem stillen, friedvollen Zustand verweilen, in den es abgetrieben ist. Verbringen Sie zunächst mit geschlossenen, später mit offenen Augen mindestens zwei Minuten in diesem Zustand der Inaktivität. Stehen Sie langsam auf und wenden Sie sich wieder Ihrer normalen Tätigkeit zu (nach Übung 1 oder 2 sollte man nicht zu schnell aufstehen, da es durch die Überversorgung mit Sauerstoff zu vorübergehendem Schwindelgefühl kommen kann).

3. Abwechselnde Kurzatmung durch die Nasenlöcher

Bei der Anwendung dieser einfachen Technik, die ihre Ursprünge im Yoga hat, gibt es eine Reihe von Variationen. Am einfachsten wird der rechte Daumen an den rechten Nasenflügel, der rechte Zeige- und Mittelfinger an die

Stirn und der rechte Ringfinger an den linken Nasenflügel gelegt (bei Benutzung der linken Hand gelten alle Anweisungen umgekehrt, d. h. linker Daumen an linken Nasenflügel usw.). Verschließen Sie die rechte Nasenöffnung durch leichten Druck mit dem Daumen und atmen Sie langsam und tief durch das linke Nasenloch ein. Machen Sie zwischen Einatmen und Ausatmen eine kurze Pause. Drücken Sie in dieser Pause leicht gegen den linken Nasenflügel und lösen Sie den Druck gegen die rechte Seite. Atmen Sie durch die rechte Nasenöffnung aus. Lassen Sie Ihre Hand, wie sie ist, und atmen Sie durch das rechte Nasenloch wieder ein. Warten Sie zwischen Einatmen und Ausatmen wieder einen Augenblick und kehren Sie den Druck um, so daß Sie wieder durch das linke Nasenloch ausatmen. Machen Sie in dieser Reihenfolge weiter.

Bei einer Weiterentwicklung dieser grundlegenden Technik kann man beim Einatmen langsam bis drei zählen, dann bis zwei pausieren und schließlich beim Ausatmen bis sechs zählen. Durch die Konzentration auf die einfache Mechanik und den Zählrhythmus kommt es zu einer gewissen Ablenkung von aktuellen Problemen. Dieser Zyklus des abwechselnden Atmens kann zwischen fünf und zwanzig Mal wiederholt werden. In den meisten Fällen verspürt man nach etwa sieben Zyklen ein Gefühl der Gemütsruhe und des »Sich-Gehen-Lassens«. Diese Übung bildet keinen Ersatz für eine der beiden ersten Übungen, sondern ist eine Erste-Hilfe-Maßnahme, die sich jederzeit und in jeder Lage zusätzlich zu den anderen Methoden anwenden läßt, wenn man ein Gefühl von Streß oder Beklemmung verspürt.

4. Progressive Muskelentspannung

Bei dieser Methode handelt es sich um die systematische, bewußte Entspannung aller Körperbereiche, und zwar eines nach dem anderen. Für diese Übung sollte man eine zurückgelehnte Stellung wählen – entweder auf dem Fußboden oder in einem Lehnstuhl mit verstellbarer Rückenlehne. Idealerweise sollten keinerlei ablenkende Geräusche vorhanden sein, und die Kleidung sollte nicht beengen (der Übung sollten einige Zyklen der Tiefatmung vorangehen).

Beginnen Sie bei den Füßen und versuchen Sie dort zu fühlen, daß die Muskeln nicht angespannt sind. Spannen Sie sie dann vorsichtig an, indem Sie die Zehen krümmen und die Spannung fünf bis zehn Sekunden aufrechterhalten. Spannen Sie die Muskeln jetzt für einige Sekunden *noch stärker* an, bevor Sie all die Spannung lösen und das wunderbare Gefühl der Lockerung verspüren. Versuchen Sie bewußt wahrzunehmen, wie sich das anfühlt, und zwar besonders im Vergleich zu dem Zustand der Anspannung, in dem Sie die Muskeln vorher gehalten haben. Als nächstes kommen die Wadenmuskeln. Fühlen Sie den Zustand, in dem sie sich befinden, spannen Sie sie an, halten Sie sie in dieser Position und spannen Sie sie dann noch weiter an, bevor Sie die Anspannung lösen. Nehmen Sie das Gefühl der Lockerung bewußt wahr. Bei den Beinmuskeln besteht ein leichtes Risiko, daß es zu einem Krampf kommt. Hören Sie in diesem Fall sofort mit dem Anspannen dieses Bereichs auf und gehen Sie zum nächsten Bereich weiter. Nach den Wadenmuskeln kommen die Knie, dann Oberschenkel, Gesäß, untere und obere Rückenpartie, Bauch, Brust, Schultern, Arme und Hände, Nacken, Kopf und Gesicht. Die genaue Reihenfolge ist unwichtig, solange all diese Bereiche der Spannung, der zusätzlichen Spannung und schließlich der Lockerung ausgesetzt werden.

Bestimmte Bereiche erfordern in dieser Hinsicht besondere Aufmerksamkeit. Die Bauchgegend ist dafür ein gutes Beispiel. Die Anspannung der Muskeln dort läßt sich entweder durch Kontraktion (d. h. Einziehen des Bauches) oder durch Dehnung (d. h. Ausstrecken des Bauches) erreichen. Diese unterschiedlichen Anspannungsmöglichkeiten gelten für viele Muskeln des Körpers. Es ist sogar durchaus eine gute Idee, die Methode von Zeit zu Zeit zu ändern und eine Muskelgruppe beispielsweise bis an die Grenze zu dehnen, anstatt sie zusammenzuziehen. Besonders nützlich ist das bei den Gesichtsmuskeln, insbesondere in der Mund- und Augengegend. Dort ist besondere Aufmerksamkeit vonnöten. Bei einer Gelegenheit sollte man beispielsweise die Mundmuskeln so anspannen, daß der Mund möglichst weit offen ist und die Lippen gespannt sind. Bei der nächsten Gelegenheit könnte die Anspannung dann darin bestehen, daß die Lippen fest zusammengepreßt werden. Wenn genügend Zeit zur Verfügung steht, können beide Methoden der Anspannung während derselben Übung verwendet werden, und zwar besonders in Bereichen, von denen Sie wissen, daß die Muskeln dort sehr verspannt sind. Kiefer-, Augen-, Mund-, Zungen- und Nackenmuskeln wie auch Bauchmuskeln sind besonders wichtig, da sich in diesen Bereichen viel emotionelle Spannung niederschlägt, deren Lösung und Entspannung oft tiefgehende Wirkungen hat.

Es gibt zwischen zwanzig und fünfundzwanzig dieser Bereiche, je nachdem, wie Sie die obigen Anhaltspunkte interpretieren; auf jeden sollten Sie mindestens fünf bis zehn Sekunden des Anspannens und weitere fünf bis zehn Sekunden des »Gehenlassens« und passiven Nachempfindens verwenden. Somit sollten acht bis zehn Minuten für die erfolgreiche Absolvierung der gesamten Übung ausreichen. In den folgenden paar Minuten sollte dann eine langsame Rückkehr zu einem Gefühl warmer, entspannter Ruhe erfolgen. Konzentrieren Sie sich auf den ganzen Körper. Versuchen Sie ihn als schwer und zufrieden, frei von Spannung und Anstrengung zu erleben. Das kann durch ein paar Zyklen der Tiefatmung unterstützt werden. Strecken Sie sich wie eine Katze und nehmen Sie Ihre normalen Tätigkeiten wieder auf.

5. Übungen nach Art des autogenen Trainings

Richtige autogene Übungen bedürfen der Anleitung durch einen speziellen Lehrer oder Übungsleiter, der mit diesem ausgezeichneten System vertraut ist. Die hier aufgezeigte modifizierte Methode beruht im wesentlichen auf der Arbeit von Dr. H. Schultz, dem Pionier auf diesem Gebiet. Die Grenze zwischen einer Entspannungsübung und einer Meditationstechnik ist immer etwas verwischt, aber nie so sehr wie bei autogenen Methoden, die eine Mischung aus beiden darstellen. Mindestens fünfzehn und im Idealfall zwanzig Minuten sollten für die Durchführung dieser Übung angesetzt werden. Zu einer anderen Tageszeit sollte auch noch eine andere Übung durchgeführt werden. Diese Routine sollte zu einer willkommenen, begierig erwarteten Oase der Ruhe und des Friedens im Tagesablauf werden. Ohne solche Perioden des »Abschaltens« läßt sich ein erfolgreicher Kampf gegen den Streß kaum führen.

Nehmen Sie eine zurückgelehnte Stellung ein und schließen Sie die Augen. Ablenkende Geräusche von außen sollten auf ein Minimum reduziert sein. Bei den Übungen werden bestimmte verbalisierte Botschaften benutzt, um das Bewußtsein auf einen bestimmten Bereich zu konzentrieren. *Es gehört keine Anstrengung dazu,* sondern nur ein passives Konzentrieren auf Gefühle oder Emotionen, die sich aus den Botschaften ergeben. Es steht fest, daß Einbildung oder Autosuggestion definitiv physiologische Wirkungen haben. Durch die Kombination einer Abfolge von autogenen (d. h. selbsterzeugten) Anweisungen mit dem passiven, konzentrierten Aspekt von Meditationsübungen wurde eine machtvolle Methode der Selbsthilfe geschaffen.

Die Übung beginnt mit einem allgemeinen Gedanken wie etwa »Ich bin entspannt und ruhig«. Beginnen Sie tief ein- und auszuatmen. Verspüren Sie die leichte Bewegung des Zwerchfells und fühlen Sie sich ruhig.

Stufe I: Konzentrieren Sie sich auf den Bereich des Körpers, auf den der Gedanke gerichtet ist. Sprechen Sie im Stillen die Worte »mein rechter Arm ist schwer«. Machen Sie sich im Geiste ein Bild vom rechten Arm. Stellen Sie sich ihn vor, wie er völlig entspannt auf seiner Unterlage (Fußboden, Armlehne usw.) ruht. Lösen Sie ihn los von Körper und Willenskraft. Stellen Sie sich vor, der schlaffe, losgelöste Arm sei schwer, habe *Gewicht*. Wiederholen Sie die Phrase nach ein paar Sekunden. Machen Sie das ein paarmal, bevor Sie zum rechten Bein, linken Bein, linken Arm, Nacken, Schultern und Rücken übergehen. Versuchen Sie in jedem Bereich, Schwere zu verspüren und ein Gefühl der Passivität aufrechtzuerhalten.

Stufe II: Konzentrieren Sie sich wieder auf den rechten Arm und sprechen Sie im stillen »mein rechter Arm ist warm«. Wiederholen Sie das, und machen Sie eine Pause, um die Wärme im Arm oder in der Hand zu fühlen. Wiederholen Sie diesen Vorgang mehrere Male. Machen Sie die Pausen ohne Eile. Um das Gefühl der Wärme zu fördern, kann es nützlich sein, sich vorzustellen, daß die Sonne auf den Handrücken scheint und ihn wärmt. Das Wärmegefühl breitet sich von dort dann über den ganzen Arm aus.

Nehmen Sie sich auf diese Weise alle Bereiche des Körpers vor, indem Sie jedes Mal eine Pause machen, um zu sehen, welche Empfindungen sich zeigen. Auftretende Veränderungen lassen sich nicht kontrollieren, erfolgen aber, wenn das Bewußtsein sich in einem passiven, aufnahmebereiten Zustand befindet. Diese Übung vermehrt den Blutfluß in den äußeren Gefäßen und entspannt die Muskeln, die die Blutgefäße kontrollieren. Mit Hilfe dieser einfachen Methoden ist es möglich, die Temperatur in einem bestimmten Körperbereich meßbar zu erhöhen.

Stufe III: Hier erfolgt mit der Phrase »meine Atmung ist ruhig und regelmäßig« eine Konzentration auf den Atemzyklus. Es sollte keine bewußte Anstrengung unternommen werden, die Atmung zu kontrollieren. Anders als bei der rhythmischen Bauchatmung auf S. 84 gehen wir hier passiv an die Sache heran. Konzentrieren Sie sich auf die sanfte, gleichmäßige Bewegung des Zwerchfells. Bemühen Sie sich in keiner Weise bewußt um die Atmung, die völlig automatisch ablaufen sollte. Manchmal läßt sich die Phrase mit guter Wirkung in »ich atme ruhig« oder in »ich werde geatmet« abändern. Manchmal erfolgt während der ansonsten flachen Atmung völlig unbewußt ein tiefer Atemzug. Das ist völlig normal. Tun Sie nichts, um das Atemschema zu kontrollieren. Wiederholen Sie nur die gewählte Phrase und beobachten und erfahren Sie passiv die damit einhergehenden Empfindungen. Eine langsame

Wiederholung der Phrase fördert die tiefe, langsame und regelmäßige Atmung ohne Mühe. Machen Sie mehrere Minuten lang so weiter, indem Sie die Phrase von Zeit zu Zeit wiederholen.

Stufe IV: Mehrere Minuten lang wird die Phrase »meine Stirn ist kühl« wiederholt. Das scheint zu einer Kombination aus Wachheit und Entspannung zu führen. Versuchen Sie bei der Wiederholung dieser Phrase mit geeigneten Pausen, die Kühle als eine erfreuliche Empfindung wahrzunehmen.

Stufe V: Mit der Phrase »ich bin wach und erfrischt« endet die Übung. Atmen Sie tief durch, strecken Sie sich und machen Sie in Ihrem Tagesprogramm weiter.

In Stufe I und II sollten Sie sich wenigstens etwa eine halbe Minute mit den einzelnen Bereichen befassen; es ist jedoch durchaus statthaft, sich zwei oder drei Minuten auf einen Körperteil zu konzentrieren, und zwar besonders, wenn sich das erwünschte Gefühl der Schwere und Wärme einstellt.

Sie werden wahrscheinlich feststellen, daß sich die erwünschte Empfindung in der einen Stufe leichter als in der andern einstellt und daß bestimmte Bereiche »empfänglicher« als andere zu sein scheinen. Das ist normal. *Es ist auch völlig normal, daß man subjektiv keine der verbalisierten Empfindungen wahrnimmt.* Machen Sie sich deshalb keine Sorgen. Selbst wenn Sie über einen beträchtlichen Zeitraum, sogar über mehrere Monate, hinweg nichts verspüren, findet als Ergebnis der Übung im Körper eine ganze Menge statt. Ausdauer, Geduld und völliges Fehlen von Zeitdruck sind alles, was erforderlich ist, damit diese Methode zu einem Nachlassen der Muskelanspannung und zu einem Gefühl der Ruhe und des Wohlbefindens führt. Eine »Nebenwirkung« dieser speziellen Methode besteht häufig darin, daß die Blutzirkulation in den äußeren Gefäßen stark verbessert wird, d. h., es ist Schluß mit kalten Händen und Füßen!

6. Weitere Entspannungsmethoden

Hydrotherapie

Die Verwendung von Wasser bei der Behandlung einer Vielzahl von Zuständen hat sich im Verlauf des vergangenen Jahrhunderts entwickelt. Wasser wird zwar als gegeben hingenommen, ist aber eine äußerst komplexe und lebenswichtige Verbindung. Wasser hat eine hohe spezifische Wärme. Das bedeutet, daß es für jeden Grad Eigentemperaturänderung mehr Wärme abgibt oder aufnimmt als jede andere Substanz. Weiterhin hat Wasser eine bessere Wärmeleitfähigkeit als die meisten anderen Flüssigkeiten. Es gibt eine ganze Anzahl Hydrotherapieformen, die sich zusammenfassen lassen als Therapien mit physischer Wirkung aufgrund von Druck oder mechanischer Stimulierung (hydrokinetisch), Therapien, bei denen die Temperatur geändert wird (hydrothermal), und Therapien mit chemischer Wirkung aufgrund der Bestandteile des Wassers (hydrochemisch).

Neutrales Bad

Auf der Hautoberfläche liegen viele Nervenendungen, die Reize aufnehmen. Unter diesen sind mehr Kälterezeptoren als Wärmerezeptoren. Wasser mit einer anderen Temperatur als der der Haut gibt entweder Wärme an die Haut ab oder nimmt Wärme von ihr auf. Diese Reize beeinflussen das sympathische Nervensystem und können sich auf das Hormonsystem auswirken. Je größer der Temperaturunterschied zwischen der Haut und dem Wasser ist, desto größer ist die Möglichkeit einer physiologischen Reaktion. Umgekehrt hat Wasser mit der gleichen Temperatur wie der Körper eine ausgeprägt entspannende und beruhigende Wirkung auf das Nervensystem. Das ist bei Streßzuständen wertvoll und hat zur Entwicklung des sogenannten »neutralen Bades« geführt.

Vor der Entwicklung und Verwendung von Beruhigungsmitteln bestand die verläßlichste und wirkungsvollste Methode der Beruhigung eines erregten Patienten in einem neutralen Bad. Der Patient wurde in eine Badewanne gesetzt, in der das Wasser auf einer Temperatur zwischen 33,5° C und 35,6° C gehalten wurde, und das oft länger als drei Stunden und manchmal bis zu 24 Stunden. Das ist offensichtlich kein praktikabler Vorschlag für den durchschnittlichen angespannten Einzelmenschen. Als Selbsthilfemaßnahme bietet das neutrale Bad jedoch eine Möglichkeit, bei relativ kurzer Anwendungszeit das Nervensystem zu beruhigen. Wichtig dabei ist, die Wassertemperatur auf der angegebenen Höhe zu halten, wozu man sich am besten in der Drogerie ein Badethermometer besorgt. Die Lufttemperatur im Badezimmer sollte hoch genug sein, um ein Frösteln zu verhindern. Eine halbe Stunde in einem solchen Bad hat eine beruhigende oder sogar einschläfernde Wirkung. Sie bedeutet keine Belastung für Herz, Kreislauf oder Nervensystem und sorgt für Muskelentspannung und allgemeine Vasodilatation (Entspannung und Erweiterung der Blutgefäße); all das sind Voraussetzungen für die Entspannung. Zusammen mit Atem-, Meditations- und Visualisierungsübungen (siehe folgende Kapitel) hat man damit eine gute Kombination von Möglichkeiten, gegen die Wirkungen von Streß anzugehen. Diese Methode kann täglich angewendet werden, falls es erforderlich ist.

Heißes Bad

Für ein heißes Bad nimmt man Wasser mit einer Temperatur zwischen 36,5° C und 40° C. Es ist nützlich als Mittel zur Muskelentspannung, die wichtig ist für den Gesamtentspannungsprozeß. Zu Beginn sind fünf Minuten bei dieser Temperatur angemessen. Wenn kein Schwächegefühl oder andere widrige Symptome auftreten, kann die Dauer auf bis zu zehn Minuten täglich heraufgesetzt werden. Es ist wichtig zu wissen, daß ein kurzes heißes Bad ganz andere Wirkungen als ein langes hat. Man erreicht nichts, wenn man ein solches Bad in der Hoffnung in die Länge zieht, damit mehr zu erreichen. Heißes Wasser wirkt nicht nur auf die Oberflächennerven, sondern auch auf das autonome Nervensystem (das normalerweise der bewußten Kontrolle entzogen ist) und auf die hormonproduzierenden Drüsen, insbesondere die Nebennierendrüsen, die dadurch weniger aktiv werden. Allgemein gesagt, ein heißes Bad wirkt beruhigend, während ein *langes* heißes Bad die gegenteilige Wirkung zeigt (manche Menschen finden das heiße Bad wirkungsvoller als das neutrale Bad, wenn es darum geht, ein gewisses Maß an Entspannung zu erzielen).

Jacuzzi- oder Wirbelbad

Das ist ein Bad, bei dem die Wassertemperatur geregelt werden kann und bei dem das Wasser zusätzlich durch ein elektrisches Rührwerk oder mittels

Druckluft aufgewirbelt wird. Dadurch ergibt sich eine kombinierte Wirkung von Wärme und Massage. Wenn die Temperatur knapp unter 36° C gehalten wird, erzielt man bei einer Badedauer von zehn bis zwanzig Minuten eine entspannende Wirkung.

Kräuterbäder

Bei allen obigen Bädern kann man zusätzlichen Nutzen ziehen aus der Verwendung von medizinischen oder aromatischen Kräutern im Badewasser. Kamille, Baldrian, Rosmarin und Lindenblüten sind alles nützliche Zusätze. Die Kräuter (normalerweise 25 g getrocknete Kräuter auf 1/2 Liter Wasser) werden gekocht und dann fünfzehn Minuten stehengelassen. Die durchgeseihte Flüssigkeit wird dann ins Bad gegeben. Die therapeutische Wirkung dieser Kräuter ergibt sich durch Inhalation und Absorption durch die Haut, die weniger undurchlässig ist, als früher angenommen wurde.

Sauna

Diese finnische Methode, unterschiedlich lange in einem trockenen, heißen Raum zu verbringen, *scheint* eine entspannende Wirkung zu haben. In Wahrheit aber ist der tatsächliche physiologische Nutzen in Hinsicht auf eine Streßreduzierung nur minimal. In der Tat ist der physiologische Streß durch die Temperaturen zwischen 75 und 100° C so tiefgehend, daß diese Methode sich nur für ganz gesunde Menschen eignet. Nach einer Sauna kommt es zu einer leichten Verringerung der Stoffwechselrate. In den meisten Fällen tritt nach einer Sauna eine bedeutsame Verringerung des Blutdrucks auf, doch in 12,5 Prozent aller Fälle kommt es zu einer *Steigerung* des Blutdrucks. Alles in allem sieht es so aus, daß nur Menschen mit makelloser Gesundheit, die nicht unter starkem Streß stehen, in die Sauna gehen sollten, und auch das nur bescheidenem Maße. Der von Sauna-Anhängern behauptete »entspannte« Zustand ist wahrscheinlich ein leichter Erschöpfungszustand.

Türkische Bäder

Diese unterscheiden sich von der Sauna insofern, als die Luftfeuchtigkeit weitaus größer ist. Trotz dieses Unterschieds gelten jedoch die gleichen allgemeinen Beobachtungen. Diese Bäder werden von gesunden Menschen recht gut vertragen, sind jedoch für jemanden mit Gesundheitsproblemen

nicht ratsam, wobei daran zu denken ist, daß jeder, der sich in einem gestreßten Zustand befindet, ein Gesundheitsproblem hat. Unter Streß kann der
Körper unvorhersehbare Reaktionen zeigen, und eine Zeit unter intensiver
Hitze kann nur als weiterer Streßfaktor angesehen werden.

Kalte Packungen

Kalte Packungen wurden im 19. Jahrhundert von dem berühmten bayerischen Pastor Sebastian Kneipp in seiner bekannten Abhandlung »Meine
Wasserkur« beschrieben, in der er die Vorteile der Hydrotherapie erklärte.
Eine kalte Packung ist eigentlich eine warme Packung, heißt aber so, weil sie
bei Beginn der Anwendung kalt ist.

Folgendes wird benötigt: Ein Baumwolltuch, ein Flanell- oder Wolltuch,
eine Plastik- oder Gummifolie zum Schutz des Bettzeugs. Das Baumwolltuch
wird in sehr kaltem Wasser eingeweicht, dann gut ausgewrungen und auf das
Flanelltuch gelegt, das auf der Kunststoffolie ausgebreitet wird. Der Patient
legt sich auf das feuchte Tuch, das um den Körper gelegt und sofort mit dem
Flanelltuch bedeckt wird; das ganze wird mit Sicherheitsnadeln festgesteckt.
Der Patient wird mit dem Oberbett zugedeckt und erhält eine Wärmflasche.
Durch die anfängliche Kälte wird frisches Blut an die Hautoberfläche geleitet, und die so erzeugte Wärme bleibt durch die gute Isolierung in dem feuchten Tuch; es entsteht eine »warme Packung«, die über einen Zeitraum von
sechs bis acht Stunden allmählich trocknet. Es kann dabei zu heftigen
Schweißausbrüchen kommen, so daß das Material vor erneuter Verwendung
gut gewaschen werden sollte. Man kann in der Packung schlafen und sollte
damit sogar zu einem tieferen, erfrischenderen Schlaf kommen. Insgesamt
ergibt sich eine beruhigende Wirkung. Auch größere Ganzkörperpackungen
finden Verwendung, doch dazu braucht man Hilfe sowohl beim Anlegen als
auch beim Auswickeln des Patienten aus der mumienartigen Umhüllung, die
von den Achselhöhlen bis zu den Füßen reicht. Sollte nach dem Anlegen der
Packung ein feuchtkaltes Gefühl auftreten, ist entweder das Material zu naß
oder die Isolierung nicht ausreichend oder zu locker.

Die holistische Heilmethode bedeutet, daß der ganze Mensch und nicht
nur einfach die Symptome behandelt werden und daß die Behandlung als
solche keine zusätzlichen Probleme für den Patienten schaffen darf. Wenn
die Hydrotherapie als Teil der Gesamtbemühungen um eine Beseitigung von
Streßursachen und -wirkungen Anwendung findet, paßt sie in diese holistische Betrachtungsweise.

Biofeedback

Biofeedback ist ein System, das sich die »Rückmeldung« von normalerweise nicht verfügbaren biologischen Informationen des eigenen Körpers an das Individuum zunutze macht und es damit in die Lage versetzt, Organe und Funktionen kontrollieren zu lernen, die normalerweise nicht seiner willentlichen Kontrolle unterliegen. Mittels dieser Techniken können manche Menschen die Kontrolle über Kreislauffunktionen ausüben, wie die Fähigkeit, die Temperatur in einer bestimmten Körpergegend zu erhöhen oder zu senken. Weitere Beispiele finden sich unter anderem in der Kontrolle von Herzschlag, Blutdruck, Magensekretion, Hirnwellenmustern, elektrischem Hautwiderstand, Entspannung von Muskelgruppen und so weiter. Das System hat tiefgehende Wirkungen, da eine solche Kontrolle früher nur mit Drogentherapie zu erreichen war.

In Hinsicht auf Streß und seine Wirkungen bietet das Biofeedback dem einzelnen eine Möglichkeit, einige der schädlichen Streßfolgen kontrollieren zu lernen. Es ist jedoch nicht sicher, ob man zu einer Entspannung des gesamten Körpers kommt, wenn man lernt, beispielsweise den Blutdruck zu senken oder den elektrischen Hautwiderstand zu erhöhen (beides Beweise für eine Reduzierung der Spannung). Weil jeweils nur eine physiologische Funktion zur Zeit überwacht und kontrolliert wird, kann es durchaus sein, daß sich bei anderen durch Streß hervorgerufenen Symptomen nichts ändert. Ein weiterer Nachteil im Vergleich zu Meditations- und Entspannungsübungen besteht darin, daß für die meisten Biofeedback-Beobachtungen relativ teure Geräte erforderlich sind. Die meisten Menschen erzielen jedoch mit Hilfe solcher Geräte schneller Ergebnisse, als wenn sie sich der relativ langsam wirkenden Meditations- und Entspannungsübungen bedienen.

Das einfachste Biofeedback-Gerät ist dasjenige, bei dem der elektrische Hautwiderstand gemessen wird. An Innenfläche oder Fingern beider Hände werden Elektroden befestigt. Die über die Elektroden ermittelten Daten werden in ein Gerät eingespeist; dieses Gerät erzeugt daraufhin ein Geräusch, das bei einem niedrigen Hautwiderstand (der auf Beklemmung oder Anspannung hindeutet) lauter und bei hohem Hautwiderstand (Ruhe und Entspannung) leiser ist. Das Ziel besteht darin, das Gerät mit Hilfe des Bewußtseins zum Schweigen zu bringen. Dazu muß man so lange probieren, bis man weiß, was man tun muß, um das Geräusch verstummen zu lassen. An diesem Punkt ist dann ein Zustand der relativen Entspannung erreicht.

Bei einem ähnlichen Gerät wird die Hauttemperatur an einer Hand oder einem Fuß gemessen. Die Daten werden auf einem Bildschirm angezeigt oder in Form eines Tonsignals gegeben. Indem man lernt, die Temperatur zu erhöhen, entspannt man wirkungsvoll die Muskeln des betroffenen Glieds (denn dadurch vermehrt sich der Blutfluß und steigt die Temperatur). Genau diese Methode wurde schon erfolgreich dazu benutzt, Kopfschmerzpatienten dabei zu helfen, ihre Kopfschmerzen gleich zu Beginn »abzuschalten«. Es wird mit Sicherheit eine allgemeine Entspannung in dem betroffenen Bereich erzielt, doch es ist nicht sicher, ob es zu einer Entspannung des gesamten Körpers kommt. Die Kontrolle über Blutdruck und Herzschlag läßt sich auf ähnliche Weise durch geistiges Bemühen erreichen.

Ungewiß ist, ob der einzelne, nachdem er gelernt hat, am Biofeedback-Gerät die gewünschten Resultate zu erzielen, das auch langfristig im täglichen Leben kann. Andere Methoden, wie beispielsweise Meditations- und Entspannungsübungen, können wirklich Einfluß auf die alltäglichen Vorkommnisse nehmen und bieten gleichzeitig die Gelegenheit zu einem erweiterten »Bewußtsein« und zur Persönlichkeitsentwicklung. Ähnliches kann man vom Biofeedback bislang noch nicht behaupten. Mit Biofeedback erzielt man die besten Resultate, wenn man es mit Meditations- und Entspannungsübungen kombiniert. Biofeedback-Methoden zur Beobachtung bestimmter Organe oder Funktionen sollten mit Sicherheit nicht ohne Überwachung verwendet werden, wenn es darum geht, ein bereits bestehendes gesundheitliches Problem zu bewältigen. Der Kern der Methode besteht darin, daß man durch wiederholte Versuche lernt, was man tun muß, um mit dem Bewußtsein den Summer zum Schweigen zu bringen oder das Licht am Gerät auszuschalten. Man muß dabei mit seinem Innern experimentieren, und zu Anfang kann es durchaus zu chaotischen Resultaten kommen, wenn beispielsweise der Summer in Reaktion auf »falsche« Signale lauter und lauter tönt. Wir alle lernen von frühester Kindheit an, auf sehr ähnliche Weise zu funktionieren.

Bei den fortgeschrittenen Biofeedback-Methoden werden die Hirnwellenmuster überwacht. Bei einem sehr teuren Gerät, dem sogenannten Bewußtseinsspiegel, werden zwölf Reihen von Daten angezeigt, wobei die Wellenrhythmen beider Gehirnhälften gleichzeitig analysiert werden. Auf diese Weise lassen sich verschiedene Meditationsmuster und Entspannungsniveaus überwachen, was sicherlich als Hilfe zur Streßverringerung sehr wertvoll ist, wenn der überhöhte Preis des Geräts ausreichend reduziert werden kann, damit es für jedermann erschwinglich ist.

Viele Krankenhäuser und Kliniken bedienen sich mittlerweile der Biofeedback-Methoden, und Menschen mit Streßproblemen sollte ihrem Arzt ruhig den Vorschlag machen, sich dieser nützlichen Methode zu bedienen, um die Kontrolle über ihre Symptome zu erlangen.

Biofeedback führt dazu, daß man sich seiner selbst bewußt wird. Man kann darüber streiten, ob dieses Bewußtwerden so ausgeprägt ist wie bei anderen Methoden, doch es ist wirkungsvoll und bedeutet einen Durchbruch in Hinsicht auf ein Verstehen der Fähigkeit, die Verantwortung für die eigene Gesundheit zu übernehmen.

Eemans Entspannungskreise

Erstaunliche Forschungsarbeiten leistete der verstorbene L. E. Eeman auf dem Gebiet der heilenden Eigenschaften menschlicher Strahlungen. Mit seiner Arbeit war er seiner Zeit voraus, und interessierte Leser können sich näher mit diesem Thema befassen, wenn sie seine Bücher »Co-operative Healing« (Frederick Muller Ltd, London 1947) und »The Technique of Conscious Evolution« (C. W. Daniel 1956) lesen.

Seine Arbeit ist für jemand, der Streß zu verringern und Entspannung zu finden sucht, eine kurze Betrachtung wert. Die Methode ist völlig ungefährlich und nach meiner eigenen Erfahrung häufig wirkungsvoll.

Zunächst stellt Eeman fest, daß der menschliche Körper bestimmte elektrische Polaritäten hat. Durch wiederholte Anwendung der im folgenden beschriebenen sowie anderer, weitaus komplizierterer Methoden und durch peinlich genaues Aufzeichnen der Resultate kam Eeman zu dem Schluß, daß . . .

in latenter Form im Menschen vorhandene Kräfte . . . das Nervensystem so reagieren lassen, als wenn zwischen Ober- und Unterteil, rechter und linker Seite sowie Vorder- und Rückseite elektromagnetische Opposition herrsche und als wenn es auf allen drei Ebenen oder Achsen ein Potentialgefälle zwischen den entgegengesetzten Polen gäbe.

Eeman fand heraus, daß er einen »Entspannungskreis« herstellen konnte, indem er die verschiedenen Pole auf unterschiedliche Weise miteinander verband. Er merkt jedoch vorsichtshalber an, daß er zwar der Einfachheit halber bestimmte Bereiche als positiv und andere als negativ bezeichnet, daß aber genausogut das Gegenteil der Fall sein kann. Er weist deutlich darauf hin, daß das beobachtete Phänomen zwar eine Analogie mit der Elektrizität, und damit auch mit deren Terminologie, vermuten läßt, daß es aber in Wirklichkeit mehr mit Kurzwellenstrahlung oder magnetischen Feldern zu tun haben scheint, weil ein direkter Kontakt mit der Haut nicht erforderlich war und die Ergebnisse nicht beeinflußte. Seine Arbeitshypothese lautete, daß »vom menschlichen Körper ausgesandte Strahlung therapeutisch nutzbar gemacht werden kann, wenn die entgegengesetzten Pole mit Hilfe elektrischer Leiter verbunden werden«. Sein klassisches Diagramm der Polaritäten im menschlichen Körper zeigt die folgenden Merkmale:

Positiv: Rechter Fuß, rechte Hand, linke Kopfseite, oberes Ende des Brustbeins und Basis des Nackenbereichs.
Negativ: Linker Fuß, linke Hand, rechte Kopfseite und Basis der Wirbelsäule.

Eeman legte den Patienten auf zwei Kupfergeflechtmatten, eine unter dem Kopf und eine unter dem Kreuzbein, und verband dann mittels Kupferdraht die linke Seite der oberen Matte mit der linken Hand (positiv an negativ) und die untere Matte mit der rechten Hand (positiv an negativ). Die Knöchel wurden gekreuzt. Eeman weist ausdrücklich darauf hin, daß die Methode nur bei jemand angewandt werden sollte, der entspannt ist (wenn jemand die mit dieser Methode normalerweise zu erreichende tiefe Entspannung und das Gefühl des Wohlbefindens fördern möchte, sollte er unbedingt mit Hilfe einer der Methoden aus Kap. 6 lernen, sich zu entspannen). Eeman stellt kategorisch fest, daß »bei Fehlen einer willentlichen Muskelentspannung die Reaktionen nicht nur undeutlich sein können, sondern häufig gegenteilig verlaufen«. Wenn bereits mittels der Methoden in Kap. 6 oder 8 ein Zustand der Entspannung erreicht ist, zahlt sich die Anwendung des Entspannungskreises am meisten aus. Zehn Minuten sind die Mindestzeit für diese Methode, dreißig Minuten sind ideal.

Eeman verband immer mehr Menschen gleichzeitig in Stromkreisen. Die dabei erzielten therapeutischen und entspannenden Wirkungen sollten noch weiter erforscht werden. Der oben beschriebene einfache Kreis kann wohltuend sein, wenn der Betreffende erstens von Anfang an entspannt ist und zweitens die Methode häufig (mehrmals wöchentlich) jeweils zehn bis dreißig Minuten praktiziert.

Wenn es statt zu einem Gefühl von allmählicher zunehmender Wärme, Muskelentspannung, Wohlbefinden und Schläfrigkeit zu einem Gefühl der Ruhelosigkeit und des Unbehagens kommt, sollten die Polaritäten umgekehrt werden, d. h., die linke Hand hält den zur Wirbelsäule führenden Draht und die rechte Hand den mit dem Kopf verbundenen. Eeman erklärt, daß bei ihm in fünfundzwanzig Jahren mit Versuchen an Tausenden von Menschen nicht mehr als ein halbes Dutzend solcher »falscher« Reaktionen aufgetreten sind und daß auch diese nach drei oder vier Sitzungen mit dem ansonsten »spannungsverursachenden« Kreis zum normalen Entspannungskreis zurückgekehrt sind. Bei dieser Methode wird keinerlei künstlich er-

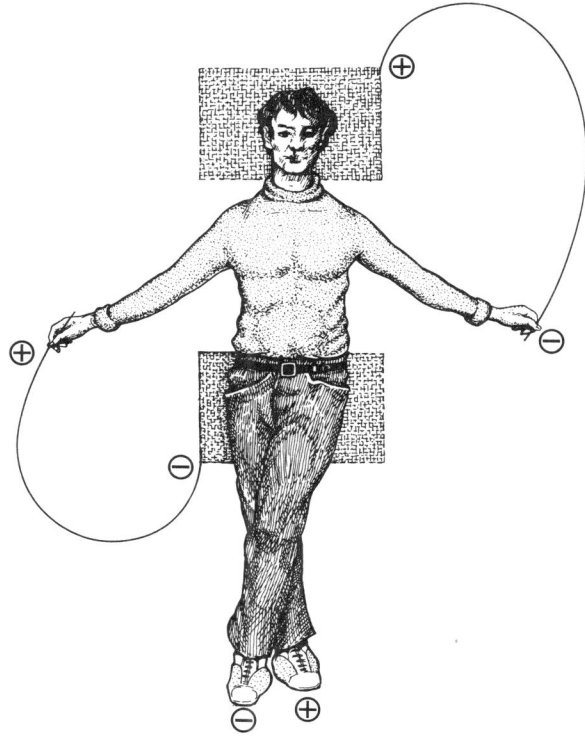

Abb. 1:
Ein Objekt in Eemans Entspannungskreis mit Kupfergeflechtmatten und Drahtverbindungen. Eeman ignorierte geringfügige Schwankungen in der Polarität und betrachtete (a) Kopf und Basis der Wirbelsäule, (b) rechte und linke Hand sowie (c) rechten und linken Fuß jeweils als entgegengesetzte Pole. Durch Kreuzen der Füße werden diese Pole »kurzgeschlossen«, und der Entspannungskreis wird hergestellt, indem man die freien positiven und negativen Pole wie hier gezeigt miteinander verbindet.

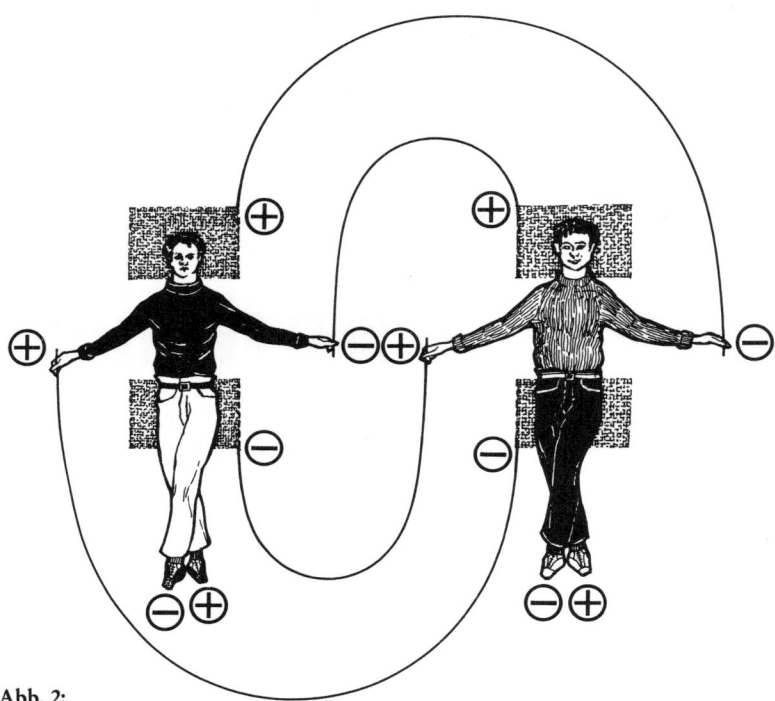

Abb. 2:
Zwei Objekte im Eemanschen Entspannungskreis, die linke Hand jeweils mit dem Kopf (+) und die rechte Hand (+) mit dem Kreuzbein (–) des anderen verbunden.

zeugte Energie verwendet, d. h., die einfache Vorrichtung darf in keiner Weise mit irgendeiner Stromquelle verbunden werden. Alles, was hier geschieht, ist, daß der Betroffene in einen »elektrischen« oder »magnetischen« Stromkreis mit sich selbst plaziert wird, und zwar in einer Weise, die ihm offensichtlich guttut. Es bleibt künftigen Forschern vorbehalten, genau herauszufinden, wie das funktioniert.

Tonbandaufnahmen und Lehrer

Es sind buchstäblich Hunderte von Tonbandaufnahmen auf dem Markt, mit denen Entspannung und Meditation gefördert werden soll. Die meisten davon führen den Hörer verbal durch die verschiedenen Stufen der Entspannung und sind in der Mehrheit nützlich und wirkungsvoll. Bei manchen ergibt sich möglicherweise kein Erfolg, weil die Stimme auf dem Band den Hörer irritiert. In vielen Fällen ist es die eigene Stimme, mit der man am ehesten Erfolge erzielt, und es gibt eine Reihe von Büchern mit Texten, die Sie selbst auf Band sprechen können. Manche Bandaufnahmen bestehen mehr aus Geräuschen und »gefühlsbetonter« Musik, die die Entspannung fördern. Spezifische Empfehlungen können hier nicht gegeben werden, außer daß diese Aufnahmen meist als hilfreich empfunden werden. Der folgende Text kann auf Band gesprochen und bei Bedarf abgespielt werden.

Entspannungssequenz I (langsam auf Band zu sprechen):
Setzen Sie sich in einen bequemen Sessel, halten Sie den Rücken gerade.

Ich sitze bequem. Meine Augen sind geöffnet, aber ich will mich darauf konzentrieren, was in meinem Innern vor sich geht. Ich bin ruhig, sicher und ohne Eile. Meine Augen rollen nach oben. Ich sehe verschwommen und unscharf. Ich kann in meinen Augenmuskeln eine gewisse Anstrengung fühlen. (Machen Sie eine Pause, um dieses Gefühl zu verspüren.) Ich blicke so weit nach oben, wie ich kann. Ich sehe meine Augenbrauen. Die Anstrengung wird stärker. (Pause.) Ich werde weiterhin nach oben blicken. Es ist angenehm, wenn ich blinzle.

Wenn ich meine Augen schließe, läßt die Anstrengung nach. Ich blicke immer noch nach oben auf meine Augenbrauen. Die Anstrengung ist sehr stark. (Machen Sie eine Pause, um dieses Gefühl zu verspüren.) Ich schließe meine Augen. Die Erleichterung und Entspannung in den Augenmuskeln sind wunderbar. Die Dunkelheit bei geschlossenen Augen ist schön. Die Entspannung und Lockerung tun mir gut. Dieses Gefühl der Erleichterung verbreitet sich von meinen Augen auf Gesicht, Nacken und Wirbelsäule. (Machen Sie eine Pause, um dieses Gefühl auszukosten.) Ich fühle, wie sich allgemeine Erleichterung und Entspannung über meinen Körper ausbreitet. (Pause.) Mein Nacken fühlt sich schlaff und elastisch an. (Pause.) Meine Schultern und Arme fühlen sich wohl, Schwere breitet sich meine Arme hinunter aus. (Machen Sie eine Pause und verspüren Sie die Schwere. Wiederholen Sie den Satz und machen Sie wieder eine Pause.)

Wenn ich ein- und ausatme, fühle ich mich immer behaglicher. Beim Einatmen bringt die Luft Gesundheit und Energie mit sich. Beim Ausatmen wird mir bewußt, wie ich mich entspanne, schwerer werde. Jedesmal, wenn ich ausatme, fühle ich mich schwerer und entspannter. Ich habe das Bedürfnis nach ein paar tiefen Atemzügen. Beim Ausatmen fühle ich, wie ich in den Sessel hineinsinke.

(Pause und wiederholen.) Mein Körper wird schwerer, und ich sinke tiefer in den Sessel. (Wiederholen und Pause.) Mein Körper ist entspannt und schwer. (Machen Sie eine Pause, um die Schwere zu verspüren, wiederholen Sie den Satz und machen Sie wieder eine Pause.) Meine Glieder sind locker und schlaff und schwer. (Pause und wiederholen.) Ich fühle mich sicher und eins mit mir selbst. Ich fühle mich mit dem Leben versöhnt und völlig entspannt. Meine Glieder sind schwer. (Pause und wiederholen.) Mein ganzer Körper ist schwer. (Pause und wiederholen.) Ich fühle, wie Wärme mich durchströmt. (Machen Sie eine Pause, um dieses Gefühl zu verspüren, wiederholen Sie den Satz und machen Sie erneut eine Pause.) Ich bin schwer und warm und sicher. (Machen Sie eine Pause, um das auszukosten, und wiederholen Sie dann den Satz.)

Verweilen Sie einen Augenblick in diesem Zustand der Ruhe und hören Sie sich dann die folgende Sequenz an, d. h., lassen Sie das Band eine oder zwei Minuten weiterlaufen und nehmen Sie dann auf:

Ich atme jetzt ganz tief. Beim Einatmen fühle ich Energie und Stärke in meinen Körper strömen. (Mehrere Male wiederholen.) Ich fühle mich wach und zufrieden. Ich habe den Wunsch, meine Muskeln zu strecken (tun Sie das) und den ganzen Körper (tun Sie es). Ich öffne meine Augen und fühle mich erfrischt und wach und entspannt.

Der ganze Vorgang sollte insgesamt etwa zehn Minuten dauern. Sie können die einzelnen Phrasen wiederholen, so oft Sie wollen, um bestimmte Gefühle von Wärme, Schwere usw. zu fördern. Die Pausen sollten zwischen zehn und zwanzig Sekunden dauern, damit Sie bestimmte Empfindungen verspüren und auskosten können. Wenn Sie wollen, können Sie nach der Phrase »Ich bin schwer und warm und sicher« und vor Einleitung der Rückkehr in einen Zustand der Wachheit die folgende Sequenz einfügen; sie kann aber auch nach einer kurzen einleitenden Atemübung verwendet werden.

Entspannungssequenz II

Setzen Sie sich wie vorher und spielen Sie nach fünf bis zehn vollständigen Atemzyklen, in denen Sie bewußt alle Muskelspannung abbauen, deren Sie sich bewußt sind, die folgende Aufnahme ab (denken Sie daran, langsam zu sprechen):

Ich fühle mich warm, entspannt und sicher. (Mehrere Male wiederholen.) Ich bin mit mir selbst im Frieden. Ich steige langsam eine Wendeltreppe herab. Ich gelange nach unten, tiefer und tiefer nach unten. Ich blicke auf den dicken Teppich auf den Stufen, die mich tiefer und tiefer und tiefer hinunterbringen. Ich fühle mich bequem und behaglich, während ich so die Treppe hinabsteige. Ich fühle mich warm und sicher. Ich steige tiefer und tiefer, hinab und hinab. Die Friedlichkeit und Ruhe sind wunderbar. Ich liebe die Ruhe und den Frieden. (Pause.) Ich fühle mich sicher und behaglich, während ich die teppichbelegten Stufen hinabsteige. Ich fühle mich warm, sicher und entspannt. (Pause.) Ich bin fast unten angelangt, und dort ist eine Tür. Ich sehe den warmen Sonnenschein draußen. Ich trete in den goldenen Glanz der Sonne und fühle ihre allumfassende Wärme. (Pause.) Ich gehe im warmen Sonnenschein über eine Wiese. Ich bin glücklich und geborgen. Es ist schön hier. Ich höre Vögel. (Pause.) Ich sehe Blumen. (Pause.) Ich rieche Gras. (Pause.) Da ist ein Fluß. Am Ufer des Flusses liegt ein Ruderboot. Ich liege im Boot, und es treibt langsam auf dem Fluß. Das Boot wiegt sich sanft, während es den Fluß hinuntertreibt. (Pause.) Ich bin völlig entspannt und ruhig. (Pause.) Ich höre das Wasser sanft plätschern. Ich fühle die warme Sonne. Ich bin ruhig und geborgen und zufrieden. (Pause.) Das Boot treibt langsam auf das Flußufer zu. Ich fühle mich sicher und ruhig und völlig entspannt. Das Boot wiegt sich sanft am Ufer. Ich steige aus und lege mich in den Schatten eines herrlichen Baumes. Ich bin völlig entspannt und zufrieden und sicher. (Pause.) Es ist schön hier und eine wundervolle Erfahrung. Ich bin warm und entspannt. (Machen Sie eine Minute Pause, um den Frieden, die Stille und die Entspannung auszukosten.) Es ist Zeit zu gehen. Ich werde tief atmen, meine Augen öffnen und wach und erfrischt sein.

Diese Sequenz kann ebenfalls zehn Minuten dauern und anstelle oder zusätzlich zu den anderen verwendet werden.

Lehrer

Lehrer für Entspannungs- und Meditationsmethoden können für den Anfänger eine gute Hilfe sein. Die Transzendentale Meditation wird heute nahezu überall angeboten. Für diese Methode spricht vieles, und sie hat den Vorteil, daß sowohl Anfängerkurse angeboten werden als auch Folgekurse, in denen Fortschritte beurteilt werden.

Soweit es um die Streßbewältigung geht, möchte ich deutlich machen, daß Meditation allein nicht ausreicht. Sie ist sicher nützlich und zeigt bei der Streßverringerung oft drastische Wirkung, doch der Leser sollte mittlerweile erkannt haben, daß neben der Meditation, die im nächsten Kapitel behandelt wird, umfassendere Maßnahmen erforderlich sind.

7. Meditation

Es gibt viele Formen der Meditation, die eine besser, die andere weniger geeignet für die individuellen Bedürfnisse. Sie sollten daher jede der hier vorgestellten Methoden ein paar Mal hintereinander ausprobieren, damit Sie ihre Wirkungen beurteilen können. Puristen und Menschen, die die Meditation einzig im Hinblick auf die geistige Entwicklung sehen, dürften bei diesem Rat die Stirn runzeln. Es gibt da die Geschichte von dem Schüler, der eine Reihe von Meditationsmethoden ausprobiert hatte und, als er einen weiteren Meditationslehrer um Rat anging, von diesem aufgefordert wurde, eine Glasflasche mit verschiedenfarbigen Sandschichten aufzuheben. Nachdem er sie weisungsgemäß geschüttelt und damit all die Schichten zu einer grauen Mischung verbunden hatte, ermahnte ihn der Lehrer: »Diese Wirkung haben all diese Lehrmethoden auf dich. Jede für sich genommen ist rein, doch sieh, was in deinem Innern aus ihnen geworden ist.«

Wenn man versucht, Streßwirkungen mit Meditation zu verringern, sind nach meiner eigenen Erfahrung manche Methoden für bestimmte Persönlichkeitstypen besser geeignet als andere. Die einzige Möglichkeit herauszufinden, was für Sie geeignet ist, besteht darin, daß Sie mehrere Methoden ausprobieren und sich dann Ihr eigenes Urteil bilden – oder sich von einem Lehrer beraten lassen. Bevor Sie sich anderen Meditationsübungen zuwenden, sollten Sie sich schon ein paar Wochen mit Entspannungsübungen beschäftigt haben. Es gibt eine Reihe von Möglichkeiten, wie Sie vorgehen können, z. B.

1. Sie machen weiterhin zweimal täglich Entspannungsübungen und zu einer passenden Zeit eine zusätzliche Meditationsübung.

2. Sie ersetzen eine der Entspannungsübungen durch eine Meditationsübung.

3. Sie machen zweimal täglich eine kurze Entspannunsübung von etwa fünf Minuten und schließen zehn Minuten Meditation an.

Wofür Sie sich auch entscheiden, versuchen Sie etwa eine Woche bei der gleichen Meditationsmethode zu bleiben, damit Sie abschätzen können, ob sie Sie in die Lage versetzt, den beabsichtigten ruhigeren und gleichzeitig wacheren Zustand zu erreichen. Was allen Meditationsmethoden gemeinsam ist, ist der bewußte Versuch, das Bewußtsein auf *ein* Objekt zu konzentrieren. In dieser Hinsicht ließen sich die bereits aufgeführten Entspannungsübungen als Formen der Meditation ansehen. Die »reine« Meditation, mit der Sie eine der Entspannungsübungen hoffentlich ergänzen können, verleiht dem ganzen Programm eine andere Dimension; denn während es nicht allzu schwer ist, die Aufmerksamkeit beispielsweise auf den Atemvorgang und das Zählen beim Atmen zu konzentrieren, erfordert es ein größeres Maß an Hinwendung, sich auf einen abstrakten Gedanken oder ein abstraktes Bild zu konzentrieren. Wichtig bei der Meditation ist ein Hilfsmittel, durch das das Bewußtsein von den alltäglichen Gedankengängen abgelenkt werden kann. Indem ich zwischen Entspannungsübungen und Meditationsmethoden einen Trennungsstrich ziehe, bin ich mir dennoch der Tatsache bewußt, daß sie sich überschneiden. Während Meditation jedoch unweigerlich zu Entspannung und *vielleicht* zu geistiger Bewußtheit führt, können Entspannungsübungen nur selten zu mehr als zur Entspannung führen. Mehr wollen wir aber in diesem Stadium auch nicht.

Das Hilfsmittel oder »ablenkende Objekt« kann ein im Geiste vorgestelltes Bild, ein Wort, ein Geräusch, ein realer Gegenstand, eine Idee, eine Tätigkeit usw. sein. Was es auch ist, es muß alle anderen Gedanken aus dem Bewußtsein verdrängen. Es gibt eine Form der Meditation, bei der man kein bestimmtes Objekt wählt, sondern sich tief auf alles zu konzentrieren versucht, was um einen herum vorgeht, und sich dabei seiner internen und externen Umgebung möglichst bewußt wird. Das ist die sogenannte »offene« Meditation. Meditation bedeutet immer ein zeitweiliges Aufschieben der Urteilsbildung. Das Objekt wird kritiklos beobachtet. Es wird keinerlei Nachdenken darüber gefördert, nur passive Aufmerksamkeit. Bei manchen Methoden wird versucht, die Verwendung eines Objekts (etwa der Atmung oder eines Geräusches) mit der »offenen« Meditation zu kombinieren, indem auftretende Gedanken »beobachtet«, aber nicht »beurteilt« und dann durch das Meditationsobjekt ersetzt werden. Aus Forschungsarbeiten geht hervor, daß während der Meditation eine Reihe von physiologischen Veränderungen stattfindet. Mit Sicherheit werden Spannung und Streß dabei reduziert. Häufig kommt es durch Meditation zu einer Besserung oder Kontrolle bei Suchtverhalten wie Rauchen, Eßsucht und Drogen- oder Alkoholgenuß. Auch streßverursachte Zustände wie hoher Blutdruck werden durch die erfolgreiche Anwendung von Meditationsübungen deutlich zum Besseren hin beeinflußt.

Allgemein gesprochen, ruft Meditation das Gefühl hervor, wacher, konzentrationsfähiger, aufnahmefähiger usw. zu sein. Viele Menschen machen die Erfahrung eines »Erwachens« oder einer Bewußtseinserweiterung. Anhänger dieser Methoden verwenden of Phrasen wie »kosmisches Bewußtsein« und »transzendentale Erfahrungen«. Wer meditieren will, sollte sich von diesen Phrasen nicht abschrecken lassen, denn nach der Meditation sollte sich zumindest ein Gefühl des gehobenen Wohlbefindens und der größeren Entspannung zeigen. Wenn sich dazu noch die anderen Vorteile und Erfahrungen zeigen, sollte man sie als zusätzlichen Bonus hinnehmen. Eine Streßverringerung ist nur schwer zu messen. Häufig sind die allmählich auftretenden Veränderungen zum Guten nur meßbar im Vergleich mit dem vorherigen Zustand der Spannung. Wenn Sie anhand der Listen zur Streßbeurteilung in Kap. 3 Buch führen, können Sie nach ein paar Monaten mit regelmäßigen Entspannungs- und Meditationsübungen einen solchen Vergleich anstellen.

Die zum Meditieren eingenommene Stellung ist wichtig. Die klassischen Stellungen reichen von der Lotushaltung bis zum Knien in Gebetsstellung. Bei den meisten Variationen muß die Wirbelsäule gerade gehalten werden, und daran sollten Sie denken, gleich ob Sie sich zum Sitzen, Knien (vielleicht mit einem kleinen Meditationshocker) oder gar zum Stehen entschließen. Viele Methoden und Lehrer ziehen eine Verbindung zwischen der Art und Weise, wie wir unseren Körper halten und benutzen, und unserem emotionellen Zustand. Es scheint dabei einen wechselseitigen Einfluß zu geben, als sich nämlich physische Symptome als Reaktion auf emotionellen Streß entwickeln und Emotionen durch Spannungen und Verkrampfungen in der Muskulatur beeinflußt werden.

Sobald Sie die richtige Stellung eingenommen haben, sollten Sie sich zunächst damit abfinden, daß Sie sich bis zum Ende der Übung nicht bewegen werden. Diese Regungslosigkeit ist ein wesentlicher Bestandteil der Meditation und führt an sich schon zu erwünschten physiologischen Veränderungen, sowie positiven psychologischen Wirkungen wie verstärkter Selbstachtung und größerem Selbstvertrauen. Die mit der Bewegungslosigkeit verbundene Selbstdisziplin wird noch verstärkt, wenn Sie während des Meditierens jegliche äußeren Reize wie das Summen einer Fliege oder das Schmerzen der Glieder ignorieren und den Meditationsvorgang fortsetzen können.

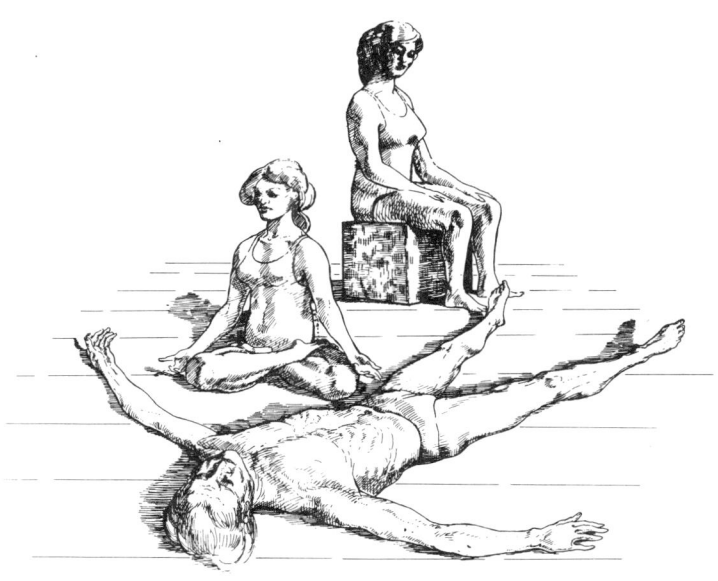

Abb.3:
Drei Meditationshaltungen. Im Idealfall sollte die Wirbelsäule ganz gerade und ge-
streckt bleiben; wenn jedoch der Kopf während der Übung zur Seite rollt und die
Haltung dabei ungezwungen bleibt, bedeutet das keine Verringerung des Nutzens
der Übung.

Es ist bekannt, daß die Meditationspraxis mit der Wiederholung zunimmt.
Regelmäßige Meditation erfordert eine gewisse Selbstdisziplin und Organi-
sation. Sie ist die Mühe durchaus wert, und sobald sie zum Bestandteil der
täglichen Routine geworden ist, werden Sie sich nach der Oase der Ruhe und
Regeneration einer solchen Meditation sehnen.

Wählen Sie eine Tageszeit ohne Hetze und Eile zum Üben. Morgen und
Abend scheinen für die meisten Menschen geeignet zu sein. Meditieren Sie
möglichst nicht zu früh nach einer Mahlzeit. Nehmen Sie eine sitzende oder
kniende Haltung ein (Liegen ist nicht zu empfehlen). Denken Sie daran, die
Wirbelsäule gerade zu halten.

Methode I: Konzentration

Die einfachste und wahrscheinlich älteste Form der Meditation ist die Konzentration auf ein Objekt. Es steht seit langem fest, daß die Wirkung schneller eintritt, wenn man bei Beginn des Meditierens die Augen nach oben rollen läßt. Der Kopf wird aufrecht gehalten, und die Augen blicken so weit nach oben, wie es geht (in Richtung auf die Augenbrauen). Das kann etwas unbequem für die Muskeln sein, sollte aber vorübergehen. Wenn Sie feststellen, daß es die folgenden Übungen nicht fördert, sollten Sie die Augen von Anfang an schließen. Normalerweise bedeutet es nach einer Zeitlang mit angestrengt nach oben blickenden Augen eine Erlösung und Entspannung, wenn man die Augen langsam schließt und dann mit geschlossenen Augen weitermacht.

Atmen Sie entspannt und ungezwungen und konzentrieren Sie sich auf ein *imaginäres* Objekt (Kreuz, Kerzenflamme, Lichtkreis usw.) oder, geradeausblickend, auf ein ähnliches reales Objekt; Sie können auch bei geschlossenen oder nach oben blickenden Augen im Geiste (nicht laut) ein bedeutungsloses Geräusch wiederholen. Verweilen Sie einfach passiv auf dem Objekt, das Sie sich vorstellen oder betrachten. Schieben Sie eindringende Gedanken sanft beiseite und ersetzen Sie sie durch das Bild des Objekts, auf das Sie sich konzentrieren. Bei Verwendung eines Geräusches oder Tons (»om«, »aaah« usw.) sollte dieser rhythmisch immer wieder wiederholt werden. Möglicherweise nimmt das Geräusch seinen eigenen Rhythmus an und wird zu einem kontinuierlichen Summen. Das wichtigste dabei ist, daß die Konzentration auf das Geräusch und nicht auf etwas anderes gerichtet ist.

Meditationsformen, die auf Konzentration beruhen, erfordern dauernde Praxis, bevor die Meditationsdauer beliebig lange ausgedehnt werden kann. Dem Anfänger kann es durchaus passieren, daß er sich nur ein paar Sekunden ununterbrochen auf ein Bild oder Objekt (imaginär oder real) konzentrieren kann, bevor andere Gedanken in sein Bewußtsein eindringen. Nach und nach, mit Geduld und Disziplin, stellt man dann fest, daß man Minuten in diesem Zustand des Meditierens verbringt, und schließlich kann man die Konzentration so lange, wie erforderlich, aufrechterhalten. Durch die Konzentration des Geistes fördert diese Methode die Entspannung, reduziert Beklemmung und bildet oft eine Hilfe bei der Beseitigung psychosomatischer Erkrankungen. Ein Beispiel für eine solche Form der Meditation ist die als »Tratak« bekannte Hindu-Methode. Das Objekt der Konzentration bei dieser Methode ist eine Flamme, die sich in Augenhöhe etwa dreißig Zentimeter vor dem Meditierenden befindet. Die Atmung ist langsam, tief und ruhig. Der Meditierende blickt mitten in die Flamme, bis die Tränen zu fließen beginnen; an diesem Punkt schließt er die Augen und macht sich im Geiste ein Bild von der Flamme, bis auch dieses verschwindet.

Eine andere Meditationsform, die sich der Konzentration bedient, ist diejenige der Anhänger des Radsch-Yoga. Diese meditieren mit geschlossenen Augen, indem sie ihre Aufmerksamkeit auf die Nasenspitze oder den Hinterkopf konzentrieren. Versuche mit Meditierenden, die sich dieser Methode bedienten, zeigten, daß kurz nach Beginn der Meditation Alpha-Wellen (ein Zeichen für Entspannung) auftraten und daß diese Alpha-Wellen ohne Unterbrechung aufrechterhalten wurden, obwohl man die Versuchspersonen den folgenden äußeren Stimuli aussetzte: laute Knallgeräusche, Eintauchen der Hände in kaltes Wasser oder Berühren mit einem heißen Rohr, helles Licht, Schwingungen einer Stimmgabel usw. Mit anderen Worten, der Meditationsprozeß war so mächtig, daß keiner dieser Reize ihn oder seine entspannende Wirkung (gemessen mit Hilfe der Alpha-Hirnwellenmuster) stören konnte.

Bei richtiger Durchführung löscht eine Meditation, die sich der Konzentration bedient, alle anderen Empfindungen und Gedanken aus. Und genau das ist der Schlüssel zum Einsatz bei der Streßbewältigung, denn mit zunehmender Erfahrung wird es möglich, sich auf *eine* Sache, sei es ein Geräusch oder ein Objekt, zu konzentrieren und sich von allem anderen zu lösen. Ein paar Minuten in diesem Zustand der Ruhe haben stärkende und entspannende Wirkung. Versuchen Sie es zunächst mit ein paar Minuten, vielleicht im Anschluß an eine Entspannungsübung, und arbeiten Sie darauf hin, daß Sie schließlich zehn Minuten ununterbrochen meditieren können.

Methode II: Kontemplation

In vielerlei Hinsicht ähnelt diese Methode der vorhergehenden. Der Meditierende denkt an etwas Abstraktes wie »Güte«, »Liebe«, »Wahrheit« usw. oder auch an Gott. Das läßt sich erweitern durch Geräusche oder Phrasen, die rhythmisch im Geiste wiederholt werden, beispielsweise »Gott ist Liebe« oder »Gegrüßet seist du, Maria, voll der Gnaden, der Herr ist mit dir« usw. Jede sinnvolle Phrase eignet sich dafür. Solange die wiederholte Phrase das Bewußtsein vollkommen ausfüllt, erfüllt sie ihren Zweck. Der konstante Schwall von, zumeist bedeutungs- und nutzlosen, Gedanken und Bildern, mit denen unser Bewußtsein normalerweise ausgefüllt ist, muß zur Ruhe gebracht werden, und diese Methoden sind daraufhin angelegt, das zu erreichen. Es kann durchaus sein, daß sich im Endergebnis die Meinung des einzelnen von der Welt und sich selbst ändert, manchmal nur für kurze Zeit und manchmal für immer.

Wer religiöse Beiklänge bei der Meditation lieber meidet, sollte sich nach dem indischen Philosophen Krishnamurti richten, der behauptet, daß es sich bei dem zu wiederholenden Geräusch durchaus um »Coca-Cola, Coca-Cola« handeln kann. Es gibt mit Sicherheit keinen Grund, warum das bei der Unterdrückung von Gedanken nicht genauso wirkungsvoll sein sollte wie jedes andere Objekt oder Geräusch. Es wird zwar behauptet, daß Inhalt und Schwingung des »Mantra«, d. h., des wiederholten Wortes oder Geräusches, bestimmend für seine Wirkung sind, doch die Forschung neigt eher zu der Ansicht, daß der eigentliche *Akt* der Wiederholung und nicht das Geräusch an sich die erwünschte Wirkung hervorruft, zumindest soweit es um die Entspannung geht. Herbert Benson, M. D., Autor des Buches »Relaxation Response«, meint, daß auch die Wiederholung des Wortes »Bananen« den Zweck erfüllt. Das kann natürlich ein Affront gegen die spirituellen Beiklänge des Meditierens sein, aber insoweit, als es um die Entspannung geht, dürfte »Bananen« oder »Coca-Cola« genauso gut sein wie jedes andere Wort. Gestatten Sie Ihrem Bewußtsein nach zehn Minuten derartigen Meditierens, sich der Umgebung bewußt zu werden; öffnen Sie dann die Augen, strecken sie Ihren Körper und kehren sie zu Ihrer normalen Tätigkeit zurück.

Methode III: Meditieren über Gedanken-»Blasen«

Nehmen Sie die gewünschte Haltung ein und entspannen Sie sich. Betrachten Sie das Bewußtsein als die Oberfläche eines Teiches, glatt und ruhig. Stellen Sie sich Gedanken, die ins Bewußtsein eindringen, wie Blasen vor, die aus der Tiefe des Teiches aufsteigen. Beobachten Sie sie, ohne sie zu verfolgen. Mit anderen Worten, stellen Sie keine Überlegungen zu den Gedanken an. *Lösen* sie sich einfach und beobachten Sie Ihre Gedanken, wie sie an die Oberfläche aufsteigen. Nehmen Sie Notiz von dem Gedanken und kehren Sie dann sanft, ohne jeglichen Zwang, zur Betrachtung der glatten Teichoberfläche zurück. Mit der Zeit ist es auch möglich, unter die Wasseroberfläche zu sinken, in tiefere Schichten des Bewußtseins vorzustoßen. Solange die Gedanken nicht aufdringlich sind, sondern nur beobachtet werden und dann wie die Blasen verschwinden, geht der Meditationsprozeß weiter. Gestatten Sie Ihrem Bewußtsein nach etwa zehn Minuten, sich auf die unmittelbare Umgebung zu konzentrieren, und beenden Sie dann die Sitzung.

Methode IV: Meditieren über das eigene Stück Himmel

Nachdem Sie mit geschlossenen oder nach oben blickenden Augen die gewünschte Haltung eingenommen und sich bewußt entspannt haben, beginnen Sie bei dieser Methode, sich einen Ort vorzustellen, an dem Sie sich zufrieden und geborgen fühlen würden. Das kann ein realer Ort aus Ihrer Erinnerung sein. Es kann ein Zimmer, eine Landschaft, ein Garten oder jeder beliebige Ort sein, an den Sie gehen könnten, wenn Sie Frieden und ein Gefühl der Sicherheit haben möchten. Stellen Sie sich diesen Ort so vor, daß Sie ihn betreten und verlassen können, als wenn Sie ein Bild betreten. Das Bild läßt sich mit der Zeit erweitern. Bei einem Zimmer können die Möbel verändert, hinzugekauft oder umgestellt werden. Sie sollten Farben sehen und, wenn möglich, nach und nach all Ihre Sinne in die Meditation einbeziehen. Versuchen Sie, die Geräusche zu hören (z. B. tickende Uhren, Vogelgezwitscher usw.); nehmen Sie die verschiedenen Gerüche wahr (Kaminfeuer, frisch gemähtes Gras, Blumen); fühlen Sie die Strukturen (Baumrinde, Samtpolster) und so fort. Es gibt keine Grenze für die Ausschmückungen, die Sie bei der Schaffung dieses besonderen Ortes vornehmen können. Setzen Sie all Ihre Einbildungskraft ein. Diese Art der Meditation bezeichnet man auch als Schaffung eines »sicheren Hafens«, und diesen Hafen sollte der Meditierende, während er sich seiner imaginären Natur bewußt ist, als nützlichen Zufluchtsort betrachten, den er immer aufsuchen kann, wenn es erforderlich ist. Diese Meditation bedient sich aller Sinne und eignet sich für viele Menschen, die es zu schwierig finden, sich auf ein einziges Objekt zu konzentrieren. Nach etwa zehn Minuten tritt der Meditierende aus dem Bild heraus und kehrt in dem Bewußtsein in die normale Welt zurück, daß der »sichere Ort« unberührt bleibt und bereit ist für den nächsten Besuch.

Gleich welche Meditationsmethode Ihnen am besten gefällt, Sie sollten sich auf jeden Fall solch einen »sicheren Hafen« schaffen, da das eine wertvolle Übung für die Vorstellungskraft und von großem Nutzen bei den Visualisierungsübungen (siehe folgendes Kapitel) ist.

Methode V: Atmung und Farbvorstellung

Nehmen Sie in einem geeigneten Raum eine bequeme zurückgelehnte oder sitzende Haltung ein. Atmen Sie mehrere Male tief und verspüren Sie ein Gefühl geborgener, warmer Behaglichkeit. Atmen Sie weiterhin langsam und tief, aber nicht angestrengt. Stellen Sie sich beim Atmen die Farben Rot, Orange und Gelb vor, wie sie langsam aufwärts in Ihren Solarplexus fließen.

Stellen Sie sich jeweils eine Farbe zur Zeit vor, und zwar als Farbstrom. Der Atemrhythmus sollte nicht gesteuert werden, sondern sich auf sein eigenes Tempo und seine eigene Tiefe einpendeln. Stellen Sie sich die Farben als einen stetigen, langsamen Fluß vor. Stellen Sie sich nach etwa einer Minute für jede der drei ersten Farben vor, wie von einem Punkt direkt vor Ihnen die Farbe Grün in Ihren Solarplexus hineinfließt. Atmen Sie etwa eine Minute lang langsam und rhythmisch mit dem geistigen Bild eines Flusses aus grünem Licht, der in Ihren Körper eindringt.

Gehen Sie dann nacheinander zu Blau, Indigo und Violett über; denken Sie sich, Sie atmeten diese Farben aus der Luft um Sie herum ein. Verwenden Sie wieder jeweils eine Minute auf die Visualisierung jeder dieser Farben. Das einzige Problem bei dieser Methode besteht darin, daß manche Menschen sich nur schwer Farben vorstellen können. Das wird mit der Zeit leichter, obgleich einige Farben immer leichter zu »sehen« sind als andere. Stellen Sie sich, wenn Sie das Farbspektrum durchgemacht haben, vor, Sie seien in blauem Licht gebadet und beenden Sie die Meditation mit einem Gefühl von tiefem Frieden und tiefer Ruhe, bevor Sie die Augen öffnen und Ihre normalen Tätigkeiten wieder aufnehmen.

Methode VI: Meditieren mit Hilfe des Tastsinns

Bei dieser Methode bedient man sich des Tastsinns, um den meditativen Zustand herbeizuführen. Man braucht dazu entweder eine Gebetsperlenkette oder vier bis fünf Kieselsteinchen. Nehmen Sie mit gerader Wirbelsäule eine entspannte Haltung ein und bauen Sie bewußt eventuelle Muskelspannungen ab. Halten Sie die Perlen leicht in der einen Hand und bewegen Sie sie mit der anderen rhythmisch und methodisch eine nach der anderen zwischen den Fingern. Fühlen und zählen Sie die einzelnen Perlen dabei. Langsames und rhythmisches Zählen bis fünf ist dabei hilfreich; das wird dann dauernd wiederholt. Zählen, bewegen und »hören« Sie die Perlen – eins, zwei, drei, vier, fünf. Die gleiche Wirkung läßt sich erzielen, wenn man Kieselsteine von der einen in die andere Hand gibt. Fühlen, empfinden und zählen Sie sie, indem Sie all Ihre Aufmerksamkeit auf diese langsame, wiederholte Bewegung richten. Öffnen Sie nach zehn Minuten Ihre Augen und nehmen Sie Ihre normale Tätigkeit wieder auf.

Methode VII: Konzentration auf alltägliche Dinge

Diese Methode benutzt man nicht für die täglich oder zweimal täglich stattfindenden Entspannungs- und Meditationssitzungen, sondern während der normalen Aktivitäten. Das Ziel dabei ist, die gesamte Aufmerksamkeit auf den jeweiligen Augenblick, die spezielle Tätigkeit oder Aufgabe zu konzentrieren. Wenn es sich dabei um eine Allerweltstätigkeit handelt, ist eine Konzentration auf all ihre Aspekte erforderlich. Lassen Sie uns einmal eine Tätigkeit wie das Waschen der Hände oder des Gesichts nehmen. Setzen Sie bei geschlossenen Augen all Ihre Sinne ein, um alles an dieser einfachen Handlung zu fühlen und zu registrieren. Konzentrieren Sie sich auf den Seifenschaum an den nassen Händen, auf Gefühle, Geräusche, Gerüche und Temperaturänderungen bei der ganzen Prozedur und registrieren Sie all das so genau wie möglich. Um welche Tätigkeiten es sich dabei auch handelt (und es ist eine gute Idee, sich jeden Tag mehrere kurze Tätigkeiten vorzunehmen), es kommt zu einer Erweiterung des Bewußtseins und zu einer Förderung des Gefühls, voll im »Hier und Jetzt« zu stehen, und zwar eher, als wenn man bei solch alltäglichen Dingen über etwas Anderes nachdenkt. Mit der Zeit kann man sich dann immer länger auf die Gegenwart konzentrieren.

Für diese Art der Meditation muß man zuerst einmal bewußt alle Muskeln mit Ausnahme der für die Tätigkeit erforderlichen entspannen und darf dann nur so viel Muskeleinsatz vornehmen, wie es für die erfolgreiche Bewältigung der Tätigkeit erforderlich ist. Ob es sich um das Schälen einer Frucht, um Bettenmachen, Autofahren oder Briefschreiben handelt, wichtig dabei ist, daß alle Sinne eingesetzt werden und daß das Bewußtsein ganz und gar dieser einen Tätigkeit hingegeben ist.

Alle anderen Gedanken und Sorgen sind zu ignorieren. Wenn Sie lernen können, sich vollkommen auf die Gegenwart zu konzentrieren, und sei es auch nur für kurze Zeit, fangen Sie damit an, die Menge der dauernd an Ihnen arbeitenden Streßfaktoren zu verringern. Sie tun alles, was zu tun ist, wirkungsvoller, mit größerer Befriedigung und weniger Mühe. Das ist einer der wertvollen Aspekte an einem Hobby, in dem man wirklich aufgeht, sei es nun Musik, Malen, Gärtnern oder etwas anderes – es tut so viel für die Streßverringerung.

Anmerkung: Alle Meditationsmethoden bieten Ihnen eine Hilfe auf dem Weg zur Entspannung, ja, Meditation ohne Entspannung ist nicht möglich. Es gibt keine richtige oder falsche Art des Meditierens, solange der bewußte Teil des Verstandes dabei abgeschaltet wird. Bitten Sie einen Meditationslehrer um Rat, wenn irgendwelche Schwierigkeiten auftreten.

8. Heilung durch die Kraft des Geistes

Es gibt überzeugende Beweise dafür, daß ein großer Teil der Krankheiten, unter denen die Menschheit leidet, in gewissem Ausmaß auf Streß und emotionale Ursachen zurückgeht. Die Beweise dafür, daß sich diese Krankheiten mittels einer Veränderung der psychologischen Verfassung (Überzeugungen, Einstellungsweisen usw.) des Betroffenen in Verbindung mit einer Streßverringerung umkehren lassen, werden mittlerweile gleichermaßen überzeugend. Daraus geht klar hervor, daß der einzelne sinnvolle Bilder und Vorstellungen verwenden muß beim Versuch, einen Vorgang umzukehren, der seine Krankheit verursacht hat. Eine komplizierte wissenschaftliche Erklärung der geistigen Vorgänge nützt dem Betroffenen nicht immer. Das Erlernen einer grundlegenden Entspannungsmethode kann zur Selbstheilung führen. Außerdem sollte der Betroffene erstens glauben, daß es ihm besser gehen kann, zweitens sehen, wie er sich erholt, und sich drittens mit Begriffen, die für ihn sinnvoll sind, vorstellen, wie der Körper die Krankheit überwindet.

Die Simontons beschreiben in ihrem ausgezeichneten Buch »Getting Well Again« (Bantam Books) die Veränderungen, die sie auf dem Weg zur Genesung beobachtet haben. Dabei sollte man wissen, daß sie sich hauptsächlich mit der schrecklichsten aller Krankheiten, nämlich mit dem Krebs, beschäftigt haben. Selbst dabei haben sie bei vielen Leuten, die ihre Krankheit unter Kontrolle bekamen und überwanden, die heilende Kraft des Geistes beobachtet. Wenn diese Tatsache für Krebs gilt, dann läßt sich diese Kraft auf alle umkehrbaren Gesundheitsprobleme, seien sie chronisch oder akut, anwenden.

Erstens, so sagen die Simontons, ist es bemerkenswert, daß der Betroffene mit der Diagnose einer lebensbedrohenden Krankheit neue Ansichten über seine Probleme zu bekommen scheint. Weiterhin scheint die Lebensgefahr ihn aus früheren Verhaltensmustern zu lösen, in denen er aus Gewohnheit steckte (z. B. kann jetzt lang unterdrückte Feindseligkeit zum Ausdruck gelangen usw.). Oft kommt es zu Persönlichkeitsveränderungen, durch die alte Einstellungsweisen und Verhaltensregeln aufgehoben werden, und ungelöste Konflikte zeigen Anzeichen für eine Lösung. Diese Veränderungen gehen einher mit einer Verminderung von Depressionen und größerer psychologischer Energie. Es scheint, als ob die Krankheit diesen Menschen gestattet hätte, sich zu ändern. Wenn Hoffnung und größerer Lebenswille sich bemerkbar machen, kommt es zu physischen Veränderungen, die die positiven psychologischen Veränderungen verstärken. Wenn er genesen ist, erfreut sich der Betroffene häufig einer besseren Gesundheit als jemals zuvor.

Wie läßt sich eine derartige Veränderung nun fördern? Sie ist keineswegs die Regel, wird aber bei vielen Patienten, die ihre Krankheit überwunden haben, beobachtet. Wenn solche Veränderungen in das Behandlungsprogramm für alle Kranken aufgenommen werden könnten, so wäre das eine revolutionäre Entwicklung. Wie bereits erwähnt, muß der Betroffene seine eigenen Überzeugungen anwenden, um ein solches Wissen bewußt zum eigenen Vorteil einzusetzen. Um das wirkungsvoll tun zu können, ist eine kurze Darstellung erforderlich, wie geänderte Einstellungsweisen und die Techniken der Visualisierung und »gelenkten Vorstellungskraft« den Prozeß verstärken können.

Psychologischer Streß übt über das Gehirn einen negativen Einfluß auf die Abwehr- und Steuersysteme des Körpers (Immunsystem, Hormonproduktion usw.) aus, was zu ungenügendem Schutz und einem Nachlassen der normalen Gesundheit führt. In einem solchen Fall bestimmt eine Reihe anderer variabler Faktoren, die von Erbanlage über Ernährung bis zum Körperbau reichen, welche Teile des Körpers nicht mehr ordnungsgemäß funktionieren und krank werden.

Wenn die Umkehrung dieses Vorgangs wirksam sein soll, muß sie auf der psychologischen Ebene beginnen und diejenigen Hirnzentren (Limbisches System, Hypothalamus usw.) beeinflussen, die bestimmend sind für die Funktion von Hormon- und Immunsystem und damit für den Heilungsprozeß. Die Antwort läuft also ganz einfach darauf hinaus, daß Hoffnung und erwartete Genesung mit geänderter Einstellung und verringerter Beklemmung (Entspannungsübungen usw.) gekoppelt werden müssen. Vom holistischen Standpunkt aus sollten an diesem Punkt auch alle anderen Aspekte der Gesundheit, z. B. Nahrung und körperliche Bewegung, einer Korrektur unterzogen werden. Die weiter vorn beschriebenen Entspannungsübungen und Meditationsmethoden haben bereits den Weg freigemacht für die weitere Nutzung der Geisteskraft im Heilungsprozeß. Die folgenden Methoden der gelenkten Vorstellungskraft oder Visualisierung zeigen, wie man die Kraft des Geistes nutzt. Bilder und Phrasen sollten jeweils nach den eigenen Bedürfnissen variiert werden.

Methode I

Rufen Sie mit Hilfe der Ihnen am besten zusagenden Entspannungsübung innerhalb weniger Minuten ein Gefühl des Wohlbehagens in sich hervor. Dazu können Sie eine Atemübung, die progressive Muskelentspannung usw. verwenden (siehe Kap. 6). Verbringen Sie mittels der Meditation über den »sicheren Hafen« zwei oder drei Minuten in sicherer, friedvoller und harmonischer Betrachtung. Sie sind jetzt bereits, mit Hilfe der Visualisierung die Heilung zu fördern. Machen Sie sich im Geiste ein Bild von Ihrer Krankheit. Tun Sie das auf eine Art, die für Sie einen Sinn ergibt. Das Bild muß nicht wissenschaftlich genau sein. Beispiele dafür finden sich weiter unten.

Nachdem Sie sich ein Bild von Ihrer Krankheit gemacht haben, versuchen Sie, sich vorzustellen, wie Abwehr- und Heilungsmechanismen Ihres Körpers den Krankheitszustand überwinden, regeln oder korrigieren. Denken Sie dabei fest daran, daß es, wenn überhaupt, nur wenige Krankheitserscheinungen gibt, die sich durch die Selbstheilungskräfte des Körpers nicht verbessern, regeln oder überwinden lassen. Wenn irgendeine Form der Behandlung angewandt wird, stellen Sie sich auch diese so vor, daß es für Sie sinnvoll ist. Sehen Sie, wie der Körper unter Mithilfe der Behandlung das Problem heilt und normalisiert. *Glauben Sie daran,* daß es Ihnen wieder gutgehen wird.

Sehen Sie sich selbst erholt, gesund, frei von Schmerzen oder Unbehagen; stellen Sie sich vor, wie Sie aktiv sind und etwas Erfreuliches tun, wie etwa bei einem Spaziergang über eine Wiese oder beim Schwimmen im Meer. Stellen Sie sich vor, wie Sie eines Ihrer Lebensziele erreichen. Fühlen Sie sich befriedigt und zufrieden, daß Sie auf diese Weise bewußt Ihre Heilung unterstützen und an ihr teilhaben können.

Ruhen Sie sich nach Abschluß der Visualisierung eine Weile aus oder nehmen Sie Ihre normalen Tätigkeiten wieder auf. Machen Sie diese Übung zwei- oder dreimal täglich, und zwar zusätzlich zu oder anstelle von Ihrem Entspannungsprogramm. Nehmen Sie sich jedes Mal fünf bis zehn Minuten Zeit dafür.

Die Visualisierung von Krankheiten und deren Überwindung durch Ihren Körper und ärztliche Behandlung kann beispielsweise folgendermaßen vor sich gehen:

1. *Schmerzende Bereiche, Gelenke, Muskeln usw. (z. B. Arthritis, Rheuma)*

Sehen Sie den Bereich und stellen Sie sich die Blutgefäße mit dunkelrotem

Blut verstopft vor; sehen Sie die angespannten, entzündeten Muskeln und die Reizungen an den Gelenkflächen. Sehen Sie jetzt frisches, hellrotes, sauerstoffreiches Blut, voll mit heilenden weißen Blutkörperchen, das durch die Gefäße strömt, die Ablagerungen davonträgt, die gespannten Muskeln entspannt. Stellen Sie sich den Bereich wieder vor, dieses Mal jedoch als entspannt, frei von Verstopfungen und ohne Kristalle, einfach glatte, feine Gelenkflächen und Muskeln und Blut von gesunder rosa Farbe. Sehen Sie, wie Gelenke und Muskeln ihre normalen Aufgaben wie Laufen, Heben, Beugen usw. wahrnehmen.

2. Offene Wunde oder Geschwür

Machen Sie sich ein Bild von dem betroffenen Bereich und sehen Sie das rote, entzündete Gewebe. Stellen Sie sich vor, wie das Blut den Bereich sanft mit lindernden schützenden Zellen überzieht. Sehen Sie, wie die Zellen sich vermehren und teilen und neues, gesundes Gewebe bilden. Sehen Sie die Wunde bedeckt und normal. Sehen Sie sich selbst erholt, gesund und schmerzfrei.

3. Bronchialproblem

Sehen Sie, wie die Lunge und ihr Netzwerk aus Verästelungen von Schleimablagerungen gereizt werden. Sehen Sie, wie der Körper den Schleim wegräumt, und sehen Sie, wie die Luftwege frei werden und sich erweitern, so daß die Luft frei durchströmen kann. Stellen Sie sich vor, wie die losgelösten Fremdkörper einfach herausgehustet werden und machen Sie sich dann ein Bild von der weichen Schleimhaut, die die Luftwege auskleidet und gerade genügend klare Flüssigkeit produziert, um die Bewegung an der Oberfläche zu schmieren. Sehen Sie, wie die Lunge sich voll ausdehnt. Sehen Sie sich selbst gehen, laufen oder etwas genießen, was im Augenblick Schwierigkeiten bereiten würde.

4. Kreislaufprobleme

Sehen Sie die verengten Blutgefäße und stellen Sie sie sich eingeengt und vielleicht teilweise verstopft vor. Stellen Sie sich vor, wie der Körper, unterstützt durch eine eventuelle Behandlung, die Blutgefäße weitet, Hindernisse beiseite räumt und die kleinen Muskeln entspannt, die die Gefäße zusammenziehen. Sehen Sie frisches, gesundes Blut durch die Arterien strömen. Sehen Sie Bereiche, in denen es normalerweise an Blut fehlt, als blutdurch-strömt und warm. Wie das im einzelnen stattfindet, spielt keine Rolle. Wichtig ist nur, daß Sie etwas stattfinden sehen, das zu dem gewünschten Zustand führt. Die Ablagerungen in den Blutgefäßen können als kreideartige Auskleidung gesehen werden. Ihre Entfernung können Sie sich vorstellen, als ob sie durch den Abwehrmechanismus des Körpers, der in Ihrer Vorstellung durch die weißen Blutkörperchen in Form von Soldaten oder einem Heer von Arbeitern repräsentiert wird, weggetaut oder zerkleinert werden. Je anschaulicher und realer die Bilder, desto besser. Bei solch ernsthaften Problemen wie Krebs sind diese Methoden äußerst hilfreich. Manche Krebspatienten lernen es, sich die Tumorzellen als graue weiche Masse vorzustellen, die von dieser Armee aus weißen Blutkörperchen angegriffen und vernichtet wird. Sie können sich die weißen Blutkörperchen als Ritter zu Pferd, als Soldaten mit Flammenwerfern, als Holzfäller mit Äxten usw. vorstellen. Je lebendiger das Bild des Körpers beim Kampf gegen und beim Sieg über den Feind ist, desto besser. *Es braucht nicht auf wissenschaftlichen Tatsachen zu beruhen,* sollte aber in Ihrem Bewußtsein einen Zusammenhang aufweisen mit der Krankheit, die Sie behandeln.

Auf diese Weise kann man an alle Krankheiten herangehen und negative Gedanken, Zweifel und Ängste überwinden. Das Gefühl, den Heilungsprozeß zu steuern, bringt Selbstvertrauen und Hoffnung mit sich; der Wille zu leben, die feste Entschlossenheit, nicht zu resignieren, das Bewußtsein, *mit* dem Körper und *mit* dem Heilungsprozeß zu arbeiten – all diese Faktoren werden gefördert und sind von unschätzbarem Wert. Diese Art der »gelenkten Vorstellungskraft« kann auf direktem Weg zu realen physischen Veränderungen führen. Der Glaube an die eigene Genesung macht all das um so wahrscheinlicher und beschleunigt den Vorgang.

Nicht jeder kann sich Bilder der beschriebenen Art vorstellen. Manchmal kann man einfach nicht auf diese Weise denken, und in solchen Fällen reichen verbale Bilder oder »Gefühle« vollkommen aus. Denken Sie daran, daß die Übung so flexibel ist, daß jeder sie verwenden kann. Es geht darum, daß Sie das Problem auf *Ihre* Weise sehen und sich vorstellen, wie der Körper, unterstützt durch Behandlung, damit fertig werden kann. All das sollte in Bildern, Worten oder Gefühlen erfolgen, die für Sie einen Sinn ergeben.

Die Bilder, die Sie auswählen, und die Bedeutung, die sie für Sie haben, sind wichtig. In dieser Hinsicht müssen Sie darauf achten, die Krankheit als schwachen, verwundbaren Feind zu sehen, sich die körpereigene Abwehr so vorzustellen, daß sie stark und mit Leichtigkeit in der Lage ist, den Feind

(Ablagerungen in Arterien, arthritische Ablagerungen, Tumorzellen usw.) zu vernichten und zu beseitigen, an früher erlittene Schäden als bereits vom Körper repariert und wieder im Normalzustand befindlich zu denken, sich Überreste des Heilungsprozesses als leicht vom Körper beseitigt und weggespült vorzustellen und jegliche Behandlung in der Form zu betrachten, daß sie die mächtigen Heilungsvorgänge unterstützt und dem Problem ein um so sicheres Ende bereitet.

Methode II

Während Methode I geeignet ist, die Erholung von oder die Kontrolle über eine tatsächlich vorliegende Krankheit zu fördern, zielt diese Methode darauf ab, Gesundheit und Funktionsfähigkeit bei jemandem zu verbessern, der keine offensichtlichen Zeichen einer Krankheit zeigt. Das Ziel könnte lauten, das gewisse Extra an Gesundheit und Wohlbefinden zu erlangen, das die meisten Menschen niemals erreichen. Zusätzliche Vitalität und Energie könnten ein anderes Ziel sein. Ein schlankerer, beweglicherer Körper ein weiteres. Zunächst müssen Sie daher eine Vorstellung von dem Idealzustand haben, den Sie suchen. Führen Sie mit Hilfe der Ihnen am ehesten zusagenden Entspannungsübung in wenigen Minuten ein Gefühl der Behaglichkeit herbei. Dazu können Sie eine Atemübung oder die progressive Muskelentspannung (siehe Kap. 6) verwenden. Verbringen Sie mittels der Meditation über den »sicheren Hafen« (siehe S. 113) zwei oder drei Minuten in friedvoller und harmonischer Betrachtung. Sie sind jetzt bereit für eine Übung in kreativem Visualisieren.

Stellen Sie sich den gewünschten Zustand genau so vor, wie Sie ihn sich wünschen (Sie sind schlanker, energiegeladener, Ihr Haar ist dick und seidig usw.). Wenn es um Ihre Fähigkeit im Umgang mit anderen geht, versetzen Sie sich in eine Lage, die Ihnen früher Ärger bereitet hätte, die Sie sich in der Übung aber so vorstellen, daß Sie leicht damit fertig werden. Alles geht leicht und glatt; Sie sind zuversichtlich und entspannt.

Denken Sie fest an das Bild oder die Vorstellung, die Sie fördern wollen. Ergänzen Sie dieses Bild durch bekräftigende Aussagen (im stillen oder mit lauter Stimme) wie beispielsweise »Ich bin schlank und beweglich und gesund«, »Ich fühle mich energiegeladen und voller Vitalität«, »Mein Körper ist stark, energiegeladen und gesund«, »Ich bin immer zufrieden und entspannt« und so weiter.

Diese oder andere Bekräftigungen, die Sie immer wiederholen, sind wichtig, weil sie eine physiologische Wirkung haben können (denken Sie an die Wirkung der Bekräftigung »Mein Arm wird wärmer« beim autogenen Training). Es ist außerdem wichtig, daß diese Aussagen nicht negativer Art sind; sagen Sie beispielsweise nicht »Ich fühle mich nicht mehr müde«, sondern sagen Sie »Ich bin hellwach und energiegeladen«. Weiterhin ist es von Bedeutung, daß die Aussage richtig für Sie klingt und damit den Zweck erfüllt, den sie erfüllen soll.

Wenn Sie sich das Ziel einige Minuten lang vorgestellt und dann mit positiven Ausssagen bekräftigt haben, führen Sie sich vor Augen, daß das gewünschte Ziel eigentlich der normale und natürliche Zustand ist, auf den wir alle einen Anspruch haben, und daß die Entspannungs- und Visualisierungsübung Hindernisse beseitigt, die möglicherweise dafür gesorgt haben, daß dieser erwünschte natürliche Zustand nicht eintritt. Auf diese Weise bekräftigen Sie in Ihrem Innern die Tatsache, daß das, was Sie suchen, kein wilder widernatürlicher Traum ist, sondern eine vernünftige und natürliche Erwartung.

Stellen Sie sich vor, wie die vitale Lebensenergie Sie durchpulst, und erklären Sie sich diesen Vorgang mit Begriffen, die für Sie einen Sinn haben. Sehen Sie die Gesundheit als Energie, die warm und golden glüht und Sie einhüllt und unterstützt. Fühlen Sie Ihre Wärme und sehen Sie ihr Glühen, wenn diese vitale Kraft, die Ihnen Ihr entspannter Zustand eröffnet, Sie umgibt und einhüllt. Wenn sich flüchtige Gedanken oder negative Zweifel bemerkbar machen, wiederholen Sie einfach die entsprechende Bekräftigung – die Sie sich im voraus zurechtgelegt haben sollten –, stellen sich das gewünschte Ziel vor oder sehen und fühlen die vorher beschriebene Energie. Machen Sie das, so lange Sie wollen; nicht weniger als fünf und nicht mehr als zwanzig Minuten sind wahrscheinlich eine vernünftige Zeitspanne. Auch die verschiedenen Teile der Übung können Sie wiederholen, soft Sie wollen.

Es braucht wohl nicht extra betont zu werden, daß Sie in Verbindung mit einem solchen Visualisierungsprogramm tatsächlich etwas unternehmen sollten, um die Erfolgswahrscheinlichkeit zu vergrößern, sei es, daß Sie für eine ausgewogene Ernährung sorgen, sich ausreichend körperlich betätigen oder anderes. Diese Visualisierungsübungen bilden eine entspannende und gesundheitsfördernde Erweiterung der in den Kapiteln über Entspannung und Meditation beschriebenen Übungen.

Durch Anwendung der Methode I bzw. II kann das angeborene Selbstheilungsvermögen des Körpers in Funktion treten. Das können Sie nicht erzwingen, aber durch passive Hinwendung an die positiven Bilder und Vorstellungen schaffen Sie eine Lage, in der das gewünschte Ergebnis wahrscheinlicher wird. Indem Sie Ihre Einstellung ändern und zu der Überzeugung gelangen, daß Heilung und Erholung stattfinden, und indem Sie Geist und Körper die Chance geben, ihre selbstregulierenden homöostatischen Bemühungen erfolgreich abzuschließen, gehen tiefgreifende Veränderungen vor sich. Wenn die Kraft des Geistes für positive Ziele eingespannt wird, von denen der Betroffene *glaubt*, daß sie erreichbar sind, kann sie einen Kranken zu einem Menschen machen, der sich wohl fühlt, und einen Menschen, der sich wohl fühlt, zu einem, der wirklich gesund ist.

Stichwortverzeichnis

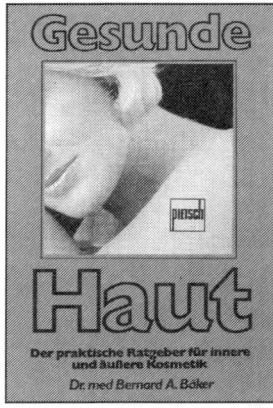
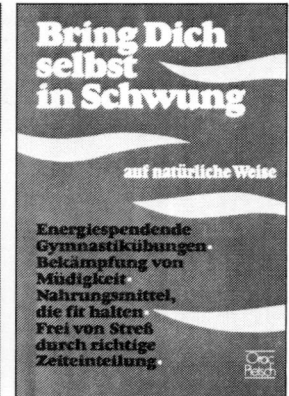
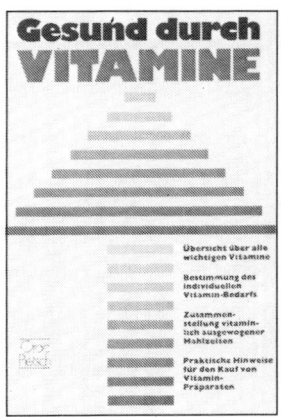
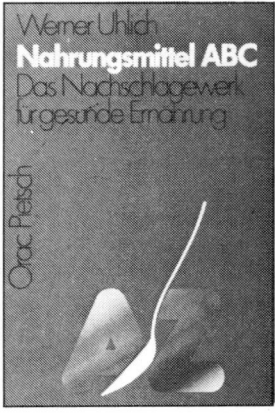